MÉMOIRES

D'UN ESTOMAC

ÉCRITS PAR LUI-MÊME,

POUR LE

Bénéfice de tous ceux qui mangent et qui lisent,

ET ÉDITÉS PAR UN MINISTRE DE L'INTÉRIEUR.

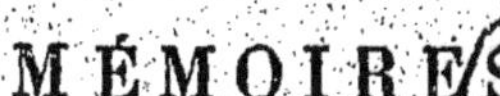

TRADUIT DE L'ANGLAIS SUR LA HUITIÈME ÉDITION

REVUE ET AUGMENTÉE

Par le Dr GROS,

Médecin en Chef de l'Hôpital de Boulogne-sur-Mer.

PARIS

LIBRAIRIE J. B. BAILLIÈRE & FILS,

19, Rue Hautefeuille.

—

1874

MÉMOIRES D'UN ESTOMAC

MÉMOIRES

D'UN ESTOMAC

ÉCRITS PAR LUI-MÊME,

POUR LE

Bénéfice de tous ceux qui mangent et qui lisent,

ET ÉDITÉS PAR UN MINISTRE DE L'INTÉRIEUR.

TRADUIT DE L'ANGLAIS SUR LA HUITIÈME ÉDITION

REVUE ET AUGMENTÉE

Par le D* GROS,

Médecin en Chef de l'Hôpital de Boulogne-sur-Mer.

PARIS.

LIBRAIRIE J. B. BAILLIÈRE & FILS,

19, Rue Hautefeuille.

1874.

AVANT-PROPOS DU TRADUCTEUR.

Le petit ouvrage anglais intitulé : « *Memoirs of a Stomach, written by himself, that all who eat may read, edited by a Minister of the interior,* » sans autre nom d'auteur, et sans millésime, mais évidemment d'une date plus ou moins récente, tomba dans nos mains il y a quelques années, et sa lecture nous ayant intéressé, nous nous amusâmes à le traduire dans nos moments de loisir.

L'auteur suppose un Estomac écrivant sa propre biographie avec toutes les péripéties de son enfance, de sa jeunesse et de son âge mûr, toutes les épreuves qu'il a eu à subir à différentes époques de la vie du sujet auquel il appartenait. Cet estomac, personnifié, parle à la première personne, c'est-à-dire en son propre nom, dans tout le cours du livre, et l'auteur véritable se donne comme l'éditeur de ces impressions diverses, et de ces aventures de Mr Stomach, lesquelles il se permet quelquefois d'annoter ou de critiquer au bas des pages.

Quelques notes courtes ont été ajoutées à celles du texte original ; plusieurs ont pour objet d'élucider certaines questions relatives à la digestion, pour les lecteurs étrangers à la Médecine ; d'autres sont explicatives de certaines locutions anglaises, et de quelques anglicismes que nous nous sommes permis, ou donnent la signification française de quelques noms communs, employés comme noms propres, et que nous laissons en anglais.

C'est sur la huitième édition de l'ouvrage que cette traduction a été faite. La préface de la première, celle de l'auteur fictif, y est seule reproduite. Dans l'original, cette courte préface est suivie d'une autre de la cinquième édition, beaucoup plus longue, et dans laquelle l'éditeur, après avoir remercié le public de l'accueil flatteur qu'il en a reçu, fait part des réclamations et des observations qui lui ont été adressées. La plupart de ces critiques ou réclames de ses correspondants sont dans le style facétieux et *humoristique* particulier qui caractérise le livre. Ainsi, l'un d'eux demande qu'un chapitre soit consacré à l'hygiène externe de notre autobiographe, et fait des remarques assez judicieuses sur ses différentes positions dans la vie, selon qu'il est debout, assis ou couché. Il est convaincu que la moitié des attaques de dyspepsie (chez les gens de plume) est produite par le fait de se tenir le corps courbé sur le pupitre ;

il recommande fortement l'attitude verticale, soit qu'on lise, soit qu'on écrive, et déclare que la nature s'est trompée en dotant la colonne vertébrale de la puissance de flexion.

Un dentiste de Fleet Street réclame l'insertion d'un chapitre sur la nécessité des dents artificielles ; ce monsieur affirme que tous les maux corporels de cette vie sont dûs au déchaussement des gencives, et que la perfection de la mâchoire est le complément de nos joies *(the perfection of jaw is the perfection of joy)*.

Cet opuscule est un jeu d'esprit satyrique, tout-à-fait dans le goût anglais, où le paradoxe cependant coudoie plus d'une vérité pratique ; il s'adresse moins au monde médical qu'à la généralité des lecteurs, lesquels, on l'espère, pourront y trouver amusement et instruction.

> . . . . Ridentem dicere verum
> Quid vetat ? *(Horat.)*--

N. B. — Un médecin anglais, de nos amis, vient de nous informer que l'auteur est un M. Whiting, et que l'édition, épuisée, est hors du commerce de la librairie. Lorsque nous achetâmes, en 1859, l'exemplaire en notre possession, chez Chapman et Hall, lors d'un voyage à Londres, il nous fut dit que cet exemplaire était un des derniers qui restaient.

PRÉFACE DE L'AUTEUR.

———

Nul n'a le droit de s'enquérir de quel agent *Manuel* je me suis servi pour écrire les pages suivantes (1) ; mais, pour ce qui regarde les facultés intellectuelles, je me considère comme occupant un rang supérieur à mon assistant, M. Brain, (a, 2) attendu que pendant que je réside, moi, au rez-de-chaussée, près du salon, lui, il loge au galetas. Bien plus : s'il séparait le bon du mauvais, et

(1) Il est présumable que toutes les connaissances acquises par notre auteur sur des sujets étrangers à son expérience personnelle dérivent de son commerce avec l'individu qu'il habite, lequel individu, d'après ce que nous avons su depuis, était adonné à des goûts littéraires.

(2) Cette jactance est excusable — Van Helmont plaçait le siége de l'intelligence dans l'estomac, celui des volitions dans le cœur, et celui de la mémoire dans le cerveau.

(a) M. Brain. — Brain signifie cerveau en anglais ; comme qui dirait M. Cerveau. — (*Trad.*)

digérait toutes les matières qu'il reçoit avec autant de discernement (a) que moi, il aurait plus de droits qu'il n'en a eus jusqu'ici à me dédaigner comme il le fait.

La dépréciation de la capacité *intellectuelle* des autres est le début ordinaire et, en quelque sorte, obligé des livres en général ; et quoique je sois accoutumé à des *introductions* de tout genre, je me contenterai, dans la circonstance, de celle-ci.

(a) L'auteur aurait pu, à l'appui de ses prétentions, rappeler l'étymologie du mot intelligence : *Intelligere* (inter et legere), choisir entre, signifie littéralement discerner : *Prestigias à veritate intelligere* (Lactant.). Discerner les prestiges, ou l'imposture, de la vérité. Or, on conviendra que l'estomac, sûrement guidé par son instinct organique, sait mieux choisir et reconnaître ce qui lui convient, et souvent rejeter les substances nuisibles ou trop abondantes. — Le cerveau, au contraire, en tant qu'organe de la pensée, accepte tout, accueille les idées les plus disparates, et se repait plus avidement même de poisons que de vrais aliments, de mensonges que de vérités. — (*Trad.*)

MÉMOIRES D'UN ESTOMAC.

Je passerai rapidement sur les jours de ma première enfance ; mais je dois déclarer que je suis de bonne lignée, car je tiens du côté maternel aux célèbres Sternums, de Eaton Hall (émigrés depuis à Eaton-Moor), et, du côté de mon père, je date mon origine d'une époque très reculée, celle de la première invasion des Saxons, quand le grand sir Hughes Stomach fut créé baron en récompense de l'énorme quantité de bœuf qu'il était capable de digérer. Depuis ce temps une certaine portion de l'animal a été nommée d'après lui. — Le nom Stomach (Estomac) est en vérité de pure origine Saxonne, du verbe *sto*, signifiant mettre en réserve (stow away), et ach ou hack, dont le sens est : couper en petits morceaux ; la consonne *m* ayant été insérée par euphonie (a). Il est à peine nécessaire d'observer que mes ancêtres ont les premiers établi la diète de l'Empire germanique.

De ma pauvre mère, je dirai peu de chose ; elle était d'une humeur douce, conciliante, et nullement adaptée à la société de son mari. Celui-ci, je suis obligé de l'avouer, doué d'une nature robuste et grossière, était incapable d'apprécier l'excellente aménité de sa compagne. Cette union, en vérité, était mal assortie sous beaucoup de rapports.. — Trois mois environ après avoir donné naissance à un héritier dans la personne de l'auteur des présents mémoires, ma vénérable mère alla rejoindre les estomacs d'une autre sphère, et fut enterrée (ses restes, je veux dire) dans le mausolée de famille. Sur sa tombe fut gravé ce simple et touchant épitaphe, impromptu, composé par mon père.

> « Ma digne femme au monstre terrifique
> A payé le dernier tribut ;
> L'infortunée ! elle mourut
> Par défaut de suc gastrique ! »

Je ne puis, bien entendu, me rappeler cet évènement ; mais je sais que je fus livré à une nourrice avant le sevrage, et que ce changement fut très préjudiable à

(a) Cette étymologie forcée (car stomach vient tout bonnement du latin *stomachus*), lui-même emprunté au mot grec *stomachos*, signifiant, dans Hippocrate, l'orifice supérieur du ventricule gastrique (*Foës Economia Hippocr.*), cette étymologie, disons-nous, est une satire contre les étymologistes fantaisistes. L'éditeur anglais, qui donne là-dessus une note, cite quelques étymologies comiques de Swift, et d'autres : entr'autres, celle d'Achilles (Achille), de a kill ease, un destructeur de l'aise des autres ; et celle de Concombre (Cucumber), de King Jeremiah, Jeremiah-King, Jerry-King, Jerking, Cucumber !

ma santé et à mon bien-être. La délicieuse nourriture, d'une saveur amygdaline et d'un goût si suave, que me prodiguait le sein de ma pauvre mère, fit place à une sorte de lait *Londinien*, légèrement imprégné de genièvre. Les tours que me jouait cette femme étaient effrayants. Les docteurs lui dirent de boire du Porter : elle en buvait, et, par-dessus le marché, toute autre espèce de liqueur qu'on pouvait se procurer au cabaret. Le pire en cette affaire, c'est que je n'avais aucun redresseur de mes griefs. J'avais soin, toutefois, de faire participer tout le monde à mon dégout, en excitant mes voisins, les bras et les jambes, à une variété de mouvements et de contorsions. Quant à la petite voix qui habitait en haut, je lui suggérais des cris si aigus et si perçants, que chacun, dans la maison, en vint à détester cordialement le petit corps dont j'étais le centre. Quoiqu'il en soit, je souffris terriblement pour mon défaut de patience ; car, parfois, lorsque les angoisses de la faim me forçaient de prendre ce qui se présentait pour me rafraîchir, j'entendais mes bonnes amies les lèvres se débattre contre quelque mélange amer avec lequel les pauvrettes étaient obligées de se mettre en contact. Ces cris étaient le prélude infaillible d'une saveur horrible qui, en descendant, m'apportait autant d'étonnement que de trouble ; mais je découvris bientôt, quand la nourrice trouvait suffisante l'administration de ses dons généreux, que tout désir en moi d'en avoir davantage était par elle réprimé au moyen d'un certain fiel, non inconnu de la sollicitude maternelle, lequel me retournait presque sens dessus dessous.

Après avoir enduré cette malheureuse existence pendant quelque temps, l'heureuse période de mon changement de nourriture arriva enfin. Je remplirais un volume des surprises extraordinaires qui m'attendaient à chaque nouveau composé alimentaire qui sollicitait mon attention, et que j'étais, bon gré mal gré, obligé de digérer de mon mieux dans l'intérêt du système en général.

Entre autres choses, je me rappelle que la bouillie m'embarrassa extrêmement. Les innocentes personnes qui me servaient, s'imaginaient, je pense, qu'elles me donnaient de la farine de froment. De la farine, grands Dieux ! quand je vins à essayer cette substance à l'aide de ma puissante machine d'analyse, machine si énergique que je pourrais dissoudre un morceau de marbre, et vous dire de quoi il est composé (a), quand je vins, dis-je, à en faire l'épreuve, par un acide fort que je possède, je trouvai qu'il n'y avait pas plus de 20 pour cent de farine dans toute la composition, le reste étant un mélange d'amidon commun, d'os pulvérisés, de fécule de pommes de terre, et souvent de plâtre de Paris (1).

Je dois dire qu'il y avait une sorte d'officier surveillant, appelé *Palais*, lequel m'a toujours accompagné dans la vie, dont le devoir était de goûter chaque particule de la nourriture destinée à ma consommation, et de la rejeter s'il la désapprouvait. La vigilance de ce personnage, toutefois, me fut d'un faible secours contre

(a) Cette exagération serait digne de l'estomac d'un Gascon.

(1) Dans un petit pain de deux sous, dernièrement analysé, on trouva trois grains d'alun, et dix de chaux ; et dans d'autres du plâtre de Paris.

les stratagèmes auxquels on recourait pour nous tromper tous deux. La conséquence fut qu'il tomba très souvent dans un état de sensibilité morbide, ne distinguant plus le bon du mauvais, et qu'au lieu de me garder contre le mal, il m'y précipita.

A l'occasion, alors que je me reposais tranquillement, après le rude travail consécutif à un bon repas, ou quand j'étais activement occupé à distribuer l'élément nutritif à tout ce qui m'environne, je me trouvais subitement arraché à mon sommeil, ou à mes fonctions, suivant le cas, par la descente rapide de composés dont la nature m'était totalement inconnue, et qui parfois soulevaient en moi un tel dégoût, que je devenais rétif, et me refusais tout net à cet injuste appel fait à ma puissance d'assimilation et à ma bonne volonté à obliger. Mais j'étais généralement bien puni de cette résistance ; et je n'oublierai jamais qu'un jour ayant repoussé et littéralement mis à la porte un abominable mélange de sucre, de craie et de mélasse, jamais, dis-je, je n'oublierai la sensation éprouvée par moi lorsque, après une courte conversation préliminaire entre ma garde et un médecin, mon malheureux intérieur fut inondé par une noire cascade d'une si horrible nature, qu'il me sembla que les eaux du Phlégéton avaient été remuées pour m'être administrées pour mon bénéfice particulier.

Je pensais, en vérité, que c'en était fait de moi ; et ce qui aggrava mes souffrances, ce fut la crainte de rejeter ce poison nauséeux, accident qui m'aurait probablement soumis à une répétition de la dose.

Aussi je supportai ce mal aussi bien que je pus, et pris tout spécialement soin de donner à mes voisins une idée substantielle, et non simplement théorique, de mes douleurs.

Je date de ce moment une série de petites vexations d'une nature vraiment *protéique* ; et en vérité c'était risible d'entendre frictionner de prétendus rhumatismes, de voir appliquer des cataplasmes et autres épithèmes à des ulcères rebelles, de voir recommander toutes sortes d'eaux minérales pour des maladies cutanées, et même pratiquer des opérations sur des membres malades (1), quand j'étais seul la cause de tout cela. — Si les gardes-malades et les docteurs m'avaient seulement permis, pendant mes premières indispositions, de rester dans un repos parfait, me fournissant, à des intervalles réguliers, une nourriture légère et suffisante, ne me donnant, de fait, rien ou peu de chose à faire, au-delà d'une agréable récréation, j'aurais jeté mes pieds reconnaissants sur mon sofa bien rembourré, et, après un instant de sommeil, je me serais réveillé rafraîchi et tout aurait bien été ; mais un système de médecine, une fois commencé, impliquait la nécessité de le continuer, et on s'imaginera mieux que je ne le pourrais décrire, ce

(1) L'un de nos plus éminents chirurgiens, Sir B. B., est convenu, et a publié cet aveu, que pour la cure d'une certaine maladie, il avait toute sa vie pratiqué des opérations. Mais il cherche maintenant à déraciner cette maladie par d'autres moyens, et, dans l'espèce, a entièrement abandonné le couteau. Les fantômes des membres de ses patients visitent-ils sa couche, comme les spectres environnaient celle du roi Richard ?

que j'éprouvais quand j'entendais prescrire pour moi certaines drogues que je savais devoir ultérieurement miner et détériorer ma constitution.

Il conviendra de donner ici une description brève et familière de ma mission dans la vie ; et comme je désire que tous ceux qui mangent puissent me lire je me servirai le moins possible de ces locutions techniques ou anatomiques qui ne seraient comprises que de mes plus grands ennemis, la tourbe des médecins praticiens.

Mon apparence personnelle, je dois l'avouer, ne prévient point en ma faveur ; car je ressemble, pour la forme, à une cornemuse écossaise, étant moi-même le sac, et l'œsophage, le tuyau de l'instrument. — J'ai souvent désiré qu'il y eût plus de touches (stops) au dit instrument, surtout quand la gloutonnerie se mêle de le faire fonctionner. — Il en serait probablement ainsi si je pouvais produire des sons semblables à ceux de la cornemuse calédonienne, sons si terribles, que les braves Highlanders, dit-on, pour y échapper, se précipitent au combat.

La nature donne originellement une structure intérieure à peu près parfaite à tous les individus de mon espèce , mais elle accorda une très-grande influence à une faculté présidant aux opérations de l'esprit, et appelée raison. En considération de l'élévation de l'homme au-dessus des autres créatures, elle établit comme une règle absolue que l'homme, par l'usage de la faculté sus-nommée, régnerait sur ses propres destinées.

Or, cette disposition paraît être très-sage, car si la nature avait voulu faire de l'homme une simple machine d'un jeu parfait, elle aurait sans doute pu le faire ; mais en lui assignant certaines facultés élevées, et en lui donnant un pouvoir discrétionnaire, elle en a fait un agent libre, et lui permet de développer ces nuances et ces particularités de caractère qui nous montrent en lui un animal si remarquable, et si digne d'être étudié.

Donc, comme je l'ai dit plus haut, quoique ma forme matérielle ait été merveilleusemsnt adaptée aux fonctions auxquelles je suis destiné, cependant beaucoup a été laissé aux décisions de cette même raison, et le mépris de ses préceptes est la cause qui a produit un grand nombre des maux corporels qui affligent les habitants de notre planète.

Mes principales fonctions étaient celles-ci : de recevoir d'abord, avec la courtoisie et la politesse convenables, tous les aliments qui m'arrivaient en traversant un antichambre, ou passage, appelé *Esophage*; et bien que, comme je l'ai déjà dit, il y eût un officier, nommé *Palais*, aidé d'un subordonné, ayant nom *Odorat*, stationné à l'entrée pour mettre un embargo sur les importations malfaisantes, cependant, généralement parlant, je recevais gracieusement ce que les Dieux m'envoyaient, et procédais de suite à l'accomplissement de mes devoirs divers. Aussitôt que la nourriture arrivait dans mon enceinte, et en touchait la surface muqueuse, je sécrétais, par la vigueur des couches adjacentes de mes parois, un acide si énergique (1) qu'il réduisait le tout en une sorte de pulpe, et que, des matériaux les plus étranges et les plus disparates, je formais, avec l'assistance de mes coopérateurs inférieurs, un demi-fluide laiteux, appelé chyle, fluide d'une si grande valeur, qu'à peine formé tout un corps de porteurs, nommés vaisseaux lactés, l'emportaient en toute hâte pour fertiliser le sol. — Or, supposez un seul instant ce qui arriverait, si vous, aimable lecteur, aviez envoyé un certain nombre de vos serviteurs remplir leurs seaux à une source d'eau pure, pour arroser votre jardin, et si, au lieu d'une eau limpide, ils ne trouvaient qu'un composé semblable aux eaux de la Tamise que le *Times* appelle « une fosse en

(1) Le suc gastrique, outre ses qualités acides, contient une substance azotée particulière, appelée pepsine; mais les docteurs diffèrent d'opinion quant à la nature de la sécrétion entière, et on l'a attribuée aux acides chlorydrique, acétique, phosphorique et lactique, ainsi qu'à un phosphate ou lactate acide de magnésie. Néanmoins, beaucoup d'arguments thérapeutiques s'opposent à l'adoption d'aucun de ces derniers comme éléments du suc gastrique ; mais Liebig et Lehmann sont en faveur du suc lactique.

(a) Les expériences de Claude Bernard, aussi bien que celles de Lehmann, ont démontré que l'acide libre de l'estomac n'était que l'acide lactique. Les chlorures, et particulièrement celui de Sodium (sel commun), sont décomposés à l'aide de l'acide lactique, à chaud ; de là le déplacement du chlore, la formation de l'acide chlorydrique et son apparition dans les produits de la *distillation* du suc gastrique. MM. Bernard et Bareswill ont démontré aussi qu'il n'y a point d'acide chlorydrique libre dans ce suc. Les sels du suc gastrique sont principalement constitués par des chlorures alcalins et terreux ; on y rencontre aussi du phosphate de chaux, du carbonate de chaux, et des traces de sel de fer. (*Physiolog.* de M. J. Béclard). — Ajoutons aussi que l'estomac contient, outre les glandes du suc gastrique, des glandes à mucus. — La pepsine, que M. Payen a préparée avec le suc gastrique du chien, traité par l'alcool, se donne à certains dispeptiques (malades affectés d'une digestion faible ou vicieuse.)

ébullition. » (a) Pareille chose arrivait souvent à ces
vaisseaux lactés dont j'ai parlé. On les avait destinés à
distribuer un chyle pur et salubre dans toutes les parties du corps, et ils se trouvaient en présence de si horribles mixtures dûes à la gloutonnerie et à la surcharge,
que j'étais obligé d'user de toute mon influence personnelle pour les décider à remplir la tâche qui leur était
imposée.

Mais ne croyez pas un seul instant que la nature ait
été assez parcimonieuse pour ne me fournir qu'un seul
moyen de décomposer les substances; oh ! non. Outre
l'acide, elle m'avait aussi pourvu d'un alcali présent
dans le suc (b) pancréatique aussi bien que dans la bile;
de sorte qu'il n'y avait guère de chance, pour un *passager* quelconque, de pouvoir s'échapper, d'autant plus
que lorsque l'acide ne venait pas à bout de lui faire son
affaire, un puissant alcali était appelé en réquisition, et
ce dernier me débarrassait de toutes les substances
grasses avec lesquelles le suc gastrique n'avait rien à dé-
mêler. Les matières que ni l'un ni l'autre de ces puissants auxiliaires ne pouvaient dissoudre, on les envoyait
promener d'une manière ou d'une autre ; de sorte que
je me trouvais pourvu par la nature contre toutes les

(a) *A seething ditch* — le verbe « to seethe, » exprime l'agitation, soit
d'un liquide en ébullition, soit d'une eau livrée à la fermentation « bul-
leuse » de la décomposition putride. Depuis que ce livre a été imprimé,
les eaux de la Tamise, qui ne reçoit plus la décharge des égoûts de
Londres, sont beaucoup moins corrompues.

(b) Le pancreas est une glande qui verse dans la partie supérieure de
l'intestin grêle, tout près de l'orifice où y arrive la bile, un liquide de sécrétion analogue à la salive.

éventualités, et les choses se passaient ainsi : je dissol-
vais les aliments ordinaires comme il vient d'être dit ;
mais quand des substances m'arrivaient, dont ni l'un ni
l'autre de mes agents acides ou alcalins ne pouvaient
venir à bout, nous les passions à un autre district ; et
une fois entre les mains du tendre surveillant qui y
préside, leur sort était digne de pitié. — Lorsque j'é-
prouvais un violent dégoût pour quelque substance suspecte, par un violent effort musculaire, je la chassais,
comme un vagabond et un intrus (1).

Comme de raison j'avais ma méthode particulière de
me mettre à l'œuvre pour l'accomplissement de mes nombreux devoirs ; et je pourrais expliquer en détail, si cela
était nécessaire, comment, par la contraction de mon
muscle propre, par la fermentation partielle, par la di-
lution, par l'endosmose, mais surtout par mon suc gastrique agissant comme menstrue, j'accomplissais la tâche
difficile de soutenir le corps tout entier, et de lui donner
toute son énergie et sa vigueur. Indépendamment de
ces ressources, j'avais dans toutes les directions des messa-
gers fidèles, et entre moi et cet individu, M. Cerveau,
était établie une double série de fils électriques (2) par
le moyen desquels je pouvais, avec toute la facilité et la
rapidité possibles, lui communiquer les incidents de la
journée, à mesure qu'ils se présentaient, en même temps

(1) Le vomissement, auquel on fait ici allusion, est opéré par l'assistance musculaire, et il nous offre un autre exemple de la merveilleuse et
prévoyante sollicitude de la nature.

(2) Les nerfs pneumo-gastriques; la formation du chyme sera plus tard
expliquée.

que lui, de son côté, me pouvait faire part de ses sensations et de ses impressions. Souvent quand il avait reçu de mauvaises nouvelles, je refusais de digérer par pure sympathie ; et quand, à l'occasion je devenais morose, et refusais de travailler, lui aussi devenait irritable et pétulant.

Relativement à ma ressemblance personnelle avec une cornemuse écossaise, il existe dans les archives de ma famille un vieux manuscrit écrit en caractères anglais-gothiques, lequel prétend rendre compte de la similitude particulière de nos formes. Comme la légende est courte, et qu'elle a entièrement trait au sujet de ces mémoires, je la transcris ici :

Légende de la Cornemuse.

L'un des anciens Rois du Nord quitta un jour son palais scandinave pour une expédition lointaine, et avec une bande d'aventuriers choisis, il fit voile pour la côte d'Écosse. Son voyage fut prospère. Il débarqua sans encombre, se dirigeant tout droit vers un certain grand village d'où il distribua ses ordres, et se donna tous les airs d'un Monarque naturel du sol. Les malheureux aborigènes s'efforcèrent de le calmer plutôt que de le repousser, et, celui-ci, après avoir levé force tributs en bestiaux, en peaux d'animaux, et en une sorte d'esprit que les premiers habitants de cette contrée appelaient « Weiss Keigh, » se disposa à retourner dans son pays.

Je dois ici remarquer que non-seulement ce Monarque était le représentant d'un peuple puissant, inquiet et maraudeur, mais qu'il était personnellement doué de plusieurs talents, entr'autres de la connaissance de l'alchimie et de la magie. Par son art, il pouvait changer des objets inanimés en êtres animés ; et quand il avait besoin d'un coursier de guerre ou d'un vaisseau, il recourait à ses incantations (1).

Comme il était sur le point de retourner dans son royaume, chargé de dépouilles, un picte aussi téméraire que brave, indigné de la soumission apathique avec laquelle ce conquérant pirate avait été accueilli, résolut de prendre, comme l'on dit, la Loi dans ses mains, et d'essayer de tuer cet intrus. S'armant d'une grosse pierre qu'il plaça dans une fronde faite de peau de bouc, il attendit près du rivage l'arrivée de l'ennemi de son pays, et sollicitant une entrevue, il fut introduit en sa royale présence. — Se dressant alors de toute sa hauteur, il s'écria: « Pourquoi, ô Monarque du Maëlstrom et de l'Iceberg, viens-tu lever des taxes impies sur un peuple inoffensif? Mais Thor et Odin, que tu sers, ont permis à ce bras de venger mon pays, et ta dernière heure, homme téméraire, est arrivée !» Il dit, et la fronde, rapide comme l'éclair, décrivit une évolution dans l'air, et avec la force de la foudre, elle descendit sur le trône — vide du Monarque.— Oui, le Roi Nécromancien avait disparu, et ses courtisans, se précipitant sur cet homme dévoué et malheureux, l'entraînèrent dans un appartement intérieur pour y être jugé.

Là siégeait le terrible Roi du Nord, aussi calme et impassible que si rien n'était arrivé, méditant quel châtiment il infligerait à celui qui voulait être son

---

(1) Alors pourquoi venait-il voler et piller, s'il possédait d'autres moyens de devenir riche ?

meurtrier ; enfin, fronçant son sourcil ténébreux, il lui dit : « Sache, ô homme, que tu dois mourir ! Il est écrit dans le livre des destins que, si jamais je pardonne au misérable qui attente à ma vie, les calamités de toute sorte visiteront mon peuple, et les portiques du Valhalla me seront fermées pour toujours ; donc tu dois mourir ! J'aurais pu pardonner à ton dessein insensé en l'honneur de ton patriotisme ; mais le destin me le défend, et par Igdrasil (1), (à ce serment terrible la terre trembla), je le jure, tu mourras ! Tout ce que je puis faire, pour atténuer ta juste punition, est de rendre ta mort douce et facile, au lieu de t'envoyer à la chambre des tortures où tes cris de douleur charmeraient les oreilles des cruelles Euménides (2). Leur fureur cependant doit être appaisée, et les clameurs d'angoisse que j'épargne à ton agonie doivent être à jamais perpétuées sous une autre forme dans la terre que tu habites. C'est assez ; j'ai prononcé l'arrêt des destins, et ton sort est fixé. »

A ces mots, avant que le captif terrifié ait pu prononcer une seule parole, l'Enchanteur lui jette une poudre à la face, les spectres de la mort s'assemblent autour de lui, et il tombe sur le sol, cadavre inanimé.

L'austère arbitre de son sort le regarde quelque temps en silence, puis s'écrie en accents où perce presque la pitié: Qu'on l'enterre là où les courlieus volent en cercle dans les airs, où la mouette fait entendre son chant

(1) L'arbre de vie chez les Scandinaves.

(2) Les Euménides ou Erynnys, c'est-à-dire les furies. Certainement ceci est un anachronisme palpable ; ou bien le Monarque, en sa qualité de sorcier, connaissait-il les termes de la mythologie grecque ?

funèbre, et où l'océan murmure son éternel requiem
pour les trépassés. Mais, avant tout, rendez-moi l'estomac de cet homme, afin que je l'offre en sacrifice aux
furies, comme je l'ai promis, et que l'esprit du défunt
puisse reposer en paix. »

A cet ordre, le principal de la bande ouvrit avec son
sabre le cadavre du piete, et en ayant soigneusement
extrait l'estomac avec le tuyau qui y conduit, autrement dit l'ésophage, il le déposa sur la terre, aux pieds
du Nécromancien, pendant que d'autres serviteurs emportaient le corps pour l'enterrer sur le rivage. La
scène à ce moment fut véritablement touchante et
pleine de grandeur. Le Roi Magicien était assis, ba-
guette en main, et à ses pieds gisaient les organes
digestifs du défunt. Enfin il prononça quelques mots
étranges, et traçant de sa royale main des hiérogly-
phiques dans l'air, il s'écria à haute voix : « Change de
forme, ô objet qui fus d'un si puissant usage à ce peu
d'argile, lorsque la vie l'animait, et que sur ton tube
il y ait des clefs et des touches, et que dans ta cavité
il y ait de l'air, et que les habitants de cette contrée
acquièrent l'art de t'employer comme instrument de
musique, et que tes sons soient aussi perçants que les
cris d'un homme torturé, afin que les Euménides soient
appaisées, et que l'on appelle dorénavant (a) *pipeau-sac*

(a) Pipeau-sac est le nom que les paysans boulonnais et picards donnent
à la cornemuse dont les bergers jouent assez souvent. Il est la traduction
exacte de Bag-pipe, et il est probable que c'était le nom primitif de cet
instrument dans l'ancienne langue française, dont tant de vestiges se re-
trouvent dans le patois de nos campagnes.

(Cornemuse) (1), pour que mes paroles reçoivent à la lettre leur entier accomplissement. »

Il dit, et ses compagnons émerveillés ramassèrent sur le sol le premier instrument de ce nom qu'ait vu l'Ecosse. Bientôt un naturel du pays l'ayant trouvé, et s'étant mis à en jouer, ils se précipitèrent tous vers leurs vaisseaux, en se bouchant les oreilles, et ils ne mirent jamais plus les pieds sur le rivage d'Alben (2).

Je reviens aux événements de mon aventureuse existence. Le temps s'écoulait, et le moment étant venu de me mettre à l'école, on m'envoya à un établissement public. Là, je dois l'avouer, je gagnai rapidement bonne humeur et santé ; car le régime strict, la régularité des repas, et la discipline générale auxquels je fus soumis, firent bientôt disparaitre les traces d'une indigestion préliminaire de riche gâteau, de poudding et autres objets malfaisants, emballés pour mon usage dans une malle, dont, il faut le dire, la clef, pendant les premiers jours, grinçait dans la serrure environ toutes les deux heures. Ces provisions étant bien vite épuisées, je commençai tout de bon la vie d'école.

Une fois, il m'en souvient, pendant les heures consacrées au jeu, j'entendis une grande rumeur parmi les

(1) Une autre tradition veut que la première cornemuse connue chez les Ecossais fut trouvée dans l'un des vaisseaux de l'armada espagnole, naufragé sur la côte septentrionale. L'instrument est de très-ancienne date, car sur un fragment de sculpture grecque de la plus haute antiquité, maintenant à Rome, se trouve représenté un joueur de cornemuse, habillé comme un Highlander (montagnard) écossais. On dit que Néron joua de la cornemuse, A. D. 51.

(2) Ancien nom de l'Ecosse.

jeunes gens, lorsque, tout-à-coup, je reçus une telle bourrade, que je crus franchement être chassé de la cage osseuse qui m'enserre. Je découvris que cet incident était dû à un échange poli de coups entre deux garçons, un ancien et un nouveau, qu'on avait mis aux prises pour essayer la force du second, afin de lui assigner sa place propre dans l'échelle proportionnelle du pugilisme. J'avoue que je détestais cordialement ces engagements-là ; mais toute souffrance était préférable aux angoisses d'une surcharge, ou d'une indigestion. Il faut dire, au reste, à l'honneur de ces gamins, qu'il était reconnu déloyal parmi eux de me choisir comme le lieu de l'attaque ; au contraire, la tête et les côtes étaient plus généralement favorisées des attentions courtoises de ces messieurs; Loi très-équitable, et qui reçut mon entière approbation.

A l'occasion, les plus grands s'échappaient de l'enceinte du collége pour acheter toutes sortes d'abominations, quoique je fusse bien aise, de temps en temps, d'une petite addition à la carte de nos repas ordinaires.

Dans une circonstance particulière, le comique et le tragique combinés marquèrent si étrangement un incident que l'habitude a depuis dépouillé pour moi de sa nouveauté, qu'il convient de le raconter avant d'aller plus loin.

Le jour était tombé, la cloche avait sonné la retraite et l'appel à la prière, lorsque, au milieu du tumulte des écoliers courant à leurs places respectives, je me sentis enlever, aussi vite qu'une paire de jeunes jambes pouvaient me porter, bien au-delà du territoire scolaire.

J'eus bientôt la conscience qu'une épreuve d'une sorte ou d'une autre m'était réservée. — Au lieu de me trouver, comme d'ordinaire, dans une boutique de pâtissier, une certaine odeur marine, comme de vieux poisson, m'embarrassa extrêmement ; et j'attendais l'éclaircissement de ce mystère au milieu de sensations que seul peut éprouver un estomac dans l'incertitude pénible de ce qui va lui arriver, et de ce qu'il va recevoir, surtout lorsqu'il est livré à la merci d'un écolier affamé et sans scrupules.

On ne me tint pas longtemps en suspens, et je n'oublierai jamais les impressions de ce moment. — Tout-à-coup descend en clapotant (c'est le mot), dans mon intérieur étonné, une petite masse mucilagineuse, d'une saveur saumâtre, où la vie semblait palpiter encore; (Grands Dieux ! je crois qu'il n'avait pas eu le temps de régler ses affaires !) le tout accompagné d'un fluide d'une extrême acidité, et de particules de poivre noir chaud et piquant. En vérité, jamais de ma vie je ne fus si complètement abasourdi. — Je tournai et retournai ce merveilleux composé, et ne savais que faire de l'informe petit monstre. Avant qu'il me fût possible de donner issue au flot d'invectives que l'indignation soulevait en moi, un autre, puis un autre se glissèrent sans cérémonie, et à la suite vint, gargouillant et écumant, un torrent d'une sorte de liquide, couleur jus de réglisse, appelé PORTER ! alors un horrible soupçon traversa mon esprit; pour un instant je me demandai si ces substances particulières, salées et molasses, qui m'avaient inspiré tant d'horreur, n'étaient pas les yeux de quelques-uns de ces pauvres brasseurs employés dans l'Etablissement bien connu sous la raison « *Nux vomica et Cie* » (a). Cette idée terrible paraissait être, jusqu'à un certain point, corroborée par le goût saumâtre auquel j'ai déjà fait allusion, et que j'attribuais naturellement à la saveur spéciale des larmes de ces malheureux. La poudre, il est vrai, rendait douteuse l'exactitude de mes suppositions ; mais, avec mes ressources exquises d'imagination, je le considérai comme un rejaillissement, à la face de ces hommes, d'une portion de cette poudre malfaisante que leur maître s'était efforcé de jeter aux yeux du public, lorsqu'il s'amusait à soutenir que sa bière était *génuine* (b.)

Mon attention, toutefois, fut bientôt distraite par un autre cataracte de la liqueur noire, et quand l'argent sonna sur le comptoir, le nom de cet extraordinaire petit étranger (qui n'avait pas été le bienvenu, je vous assure), vint pour la première fois frapper mon oreille, et le mot HUITRE fut ineffaçablement gravé dans ma mémoire.

Depuis ce temps j'ai eu mainte occasion de recevoir ces créatures avec une extrême courtoisie, sous toutes les formes et dans toutes les circonstances, à l'écaille, cuites à l'étuve, au beurre, grillées, avec barbes et sans

(a) Trait satyrique de l'auteur sur la réputation qu'ont certains fabricants de Porter de mettre dans leur bière, pour lui donner de l'amertume à bon marché, de petites quantités de strichnine, alcaloïde de la noix vomique, et poison violent.

(b). Nous avons autant de droit que les Anglais d'emprunter cet expressif adjectif à la langue latine.

barbes (a), etc.; mais pour un estomac jeune et ingénu,
comme je l'étais alors, l'huître crue, assaisonnée légèrement de vinaigre fort et de poivre noir, et arrosée d'un
fluide semi-opaque (b), pour la faire descendre, présen-
tera toujours un ensemble gastronomique propre à fixer
agréablement ses souvenirs, prouvant une fois de plus
combien est mince la partition qui sépare le sublime du
ridicule. L'expérience m'a appris depuis qu'il est d'usage
dans la bonne société de commencer le diner par quelques huîtres, pour aiguiser l'appétit en vue du repas
qui va suivre, et cela ne m'a nullement surpris ; car
tout estomac, ayant tant soit peu la conscience de la
dignité de sa position, comme membre scientifique d'un
corps merveilleux, est si curieux d'analyser ce remarquable mollusque, dès que celui-ci arrive à sa destination intérieure, qu'il secrète incontinent une plus
grande quantité de l'acide gastrique qu'il n'est absolument nécessaire pour l'épreuve, et l'excédant devient
pour l'appétit un stimulant additionnel (1). Pendant
mon travail d'analyse je découvris que cette agglomération de matière, en apparence inorganique, possède
une très-importante, structure ayant une bouche, des
lèvres prolongées, des branchies, un foie, des muscles,

(a). On appelle barbes, comme tout le monde sait, les branchies de
l'huître que beaucoup d'amateurs rejettent.

(b). Ce fluide semi-opaque est sans doute le porter. Notre goût, plus
délicat, préfère judicieusement le grave ou le sauterne.

(1). Que diront les médecins de cet argument ingénieux ? Notre auteur
parle-t-il sérieusement, ou veut-il donner un coup de patte à ceux qui
prétendent tout expliquer?

des intestins, et, par dessus, tout un cœur dans lequel peuvent reposer, à ce que nous sachions, des affections douces, et les plus gracieux instincts. — Dans tous les cas la femelle peut produire environ 1,200,000 œufs (1), si petits qu'un million de ces œufs tiendraient dans un espace d'un pouce carré (2) ; en sorte que, si les facultés affectives sont tant soit peu dépendantes de la fécondité, l'Huitre doit prétendre à une rare distinction sur ce point. Leur sensibilité est telle qu'on les a vues fermer leurs valves sous l'*ombre* d'un bateau qui passait au-dessus d'elles ; — conséquemment il ne serait pas téméraire de supposer qu'elles sentent vivement leur cruelle position, lorsqu'un couteau sans pitié les ouvre violemment, quand elles sont arrachées de leurs demeures, et brutalement jetées dans la puissante solution que je tiens toujours prête pour mes victimes.

On se demandera naturellement si ces délicats petits animaux ont été uniquement destinés à chatouiller les appétits gastronomiques de l'homme ?

—Héliogabale était-il né pour les huitres, ou les huitres pour Héliogabale ? (3) Je croirais volontiers que

(1). D'après Poli, l'éminent naturaliste de Molpetta, qui étudia à Pise, et était membre de la Société Royale d'Angleterre.

(2). Lœnwenhoek, l'auteur des *Arcana Naturæ*.

(3). Par Héliogabale on doit ici entendre, sans doute, tout glouton célèbre quelconque ; et peut-être Domitien, introduit par Junéval dans sa quatrième satire, servirait aussi bien de type dans cette question épineuse. Mieux que tous deux Néron pourrait convenir, car au goût il reconnaissait si les huitres avaient été nourries à Circeii, ou sur le roc Lucrin (a), ou sur les bancs de Rutupiœ.

(a) Le Lucrin était un lac de la Campanie. Rutupiœ ; Richborough près de Sandwich, en Angleterre. Circeii était une ville sur un promontoire du Latium.

la nature les a appelées à un plus noble rôle que celui de contribuer aux plaisirs de la table, même d'une table romaine dans tout son luxe (1). Car la géologie nous apprend que les immenses bancs formés par les huîtres constituent une des plus puissantes barrières aux envahissements de la mer sur la terre ferme ; ces animaux voulant ainsi, sans doute, se réserver l'usage exclusif de leur propre élément (a). Cet égoïsme légitime, au

(1). On peut juger du luxe sensuel des Romains à la variété d'huîtres qui leur étaient apportées de toutes les mers. — *Ostreis et Conchyliis omnibus contingit, ut cum lunâ crescant pariter, pariterque decrescant.* (Civ. Div. ii 33) ; — *Ostrece senescente lunâ inuberes, macre, tenues, exsuccæ ; crescente pinguescunt* (Gell. XX. 7.) ;— *Luna alit ostrea et implet echinos.* (Lucil.) *Lubrica nascentes implent conchylia lunæ* (Horat. S. II. IV. 30). Les tarentines sont vantées par Varron. (R.R. iii. -3-) et Gellius, vii -16. Les lucrines sont préférées par Sénèque et par Pline. *Circeis autem ostreis caro testaque nigræ sunt ; his autem neque dulciora neque teneriora esse ulla compertum est* (Plin. xxxii - 6 et 21. — *Murice Baiano melior Lucrina peloris* (palourde): *ostrea Circeis, Miseno oriuntur echini* (oursins) ; *pectinibus patulis jactat se molle Tarentum.* (Hor. II. S. iv. 32. *sqq.*). (Note *to Stocker's Juvenal*) (*).

(*) Voici, dans Juvenal, (Sat. IV. 139) le passage relatif à l'habileté gustuelle de Néron : — *Nulli major fuit usus edendi*
    Tempestate meâ. Circeis nata forent an,
    Lucrinum ad Saxum, Rutupinove edita fundo
    Ostrea, callebat primo deprendere morsu ;
    Et semel aspecti littus dicebat Echini.

(a) Il est assez curieux de voir l'influence que les anciens croyaient être exercée par la lune sur les huîtres ; celles-ci s'engraissent pendant le croissant de cet astre, devenant maigres et sans suc pendant son décours. On sait que chez nous les huîtres ne sont bonnes à manger que dans les mois qui ont un R ; (mensibus RRatis).

Elles paraîtraient même, dans certaines circonstances, contribuer à éloigner la mer de ses rivages. Les journaux annonçaient dernièrement que des bancs d'huîtres énormes formés à l'embouchure du Tage rendent les passes de ce fleuve difficiles pour les grands navires. Ces huîtres sont excellentes, et on songe à les exploiter, et à les importer en France, où la rareté et la cherté de ce nourrissant et salubre mollusque en ont si fâcheusement restreint l'usage.

reste, nous est très-utile ; et certaines personnes ne croiraient pas, en considérant une huître isolée, que l'agglomération des individus de cette espèce crée à la longue une sorte de brise-mer sous-marin.

Les huîtres vivent ensemble dans une république plus heureuse que celle de Thomas Morus, remplissant les devoirs de la vie avec mesure et énergie, nous donnant l'exemple des vertus conjugales, accumulant un capital (a) commun en bijoux plus précieux que l'or, et faisant même de ces maladies (1) particulières à leur vie marine une source incalculable de richesses pour le genre humain.

Je ne sais si les beaux messieurs et les belles dames qui étalent leur luxe dans le « Hay Market, » ce grand marché pour la vente de tous les articles appartenant à la famille des mollusques, je ne sais s'ils ont jamais réfléchi sur tous ces titres à notre considération, et si, lorsque les tendres entrailles du pauvre bivalve palpitant étaient soudainement exposées à leur vue, il les avalaient au moins avec des sentiments de bienveillante sympathie.

(a) *Storing their joint-stock banks with gems*, etc. Il y a ici un jeu de mots sur « Bank, » signifiant tout à la fois « Banque » et banc (dans l'espèce, banc d'huîtres), jeu de mots qu'il n'est pas possible de faire passer en français.

(1) Quelques naturalistes supposent que les perles sont le résultat d'une maladie interne ; mais d'autres s'imaginent qu'elles sont formées par la cicatrisation réparatrice des blessures ou avaries faites à la coquille par certains poissons, ennemis de ces huîtres. — Réaumur était de la première opinion ; Linnée, qui adoptait la seconde, se vantait de pouvoir faire des perles, voulant dire, sans doute, qu'il y parviendrait par l'insertion de quelque substance étrangère entre les valves de l'huître à perles.

—Hélas ! pour l'honneur de l'humaine nature, je crains bien qu'il n'en soit rien.—Toutefois, en voilà assez pour ma première expérience de l'huître, production animale chez laquelle, soit dit en finissant, la nature semble avoir interverti la manière ordinaire de mourir ; car elle ne vit que dans son lit, et meurt presque toujours dehors.

M'étant étendu sur l'idiosyncrasie de cet aimable habitant des mers plus que je ne le voulais d'abord, je dois être aussi concis que possible dans la description de mes impressions lors d'un évènement qui opéra une véritable révolution dans toute mon économie domestique, et affecta ma constitution presque autant que les révolutions en général affectent les constitutions.

J'étais un jour dans la jouissance tranquille de mon « *otium cum dignitate*, » digérant paisiblement et comfortablement, content de moi-même, content de mon dîner et de tous mes semblables. lorsque, tout-à-coup, je sens distiller sur ma malheureuse tête un mélange de salive et de je ne sais quel poison mortel, lequel, m'arrachant aux douceurs du *far niente*, me jette dans un état inexprimable d'émotion et d'horreur. — J'en avisai immédiatement mon voisin Cérébral, et il me répondit, par son télégraphe, que lui aussi souffrait ; et graduellement j'allai de mal en pis. — Je fus à l'instant forcé de quitter l'occupation, toujours si agréable, de pourvoir aux besoins du corps dont je fais partie, et je ne pus qu'exprimer l'agonie de souffrances où j'étais, par des spasmes et des contorsions que terminèrent des effets semblables à ceux déjà éprouvés par moi sous l'influence du tangage à la mer, effets qu'il n'est pas nécessaire de décrire.

Il suffit de dire que je fus malade tout le jour suivant ; et, rejetant toutes les offres de réconciliation, je restai maussade et dégoûté jusqu'à ce que le temps eût calmé le mal, et m'eût rendu l'énergie nécessaire pour pouvoir me rendre compte de cet étrange phénomène !

J'appris alors que mes maux (plus réels pour moi qu'une vaine fumée) avaient leur source pourtant dans la fumée. — Oui, lecteur, la fumée ! la fumée émanant d'une plante délétère, — un génie malfaisant, introduit par le feu, et chassé, exorcisé, je dirai presque, par la nausée ! — la nature la fit nauséeuse et vénéneuse, cette plante ; mais l'homme luttant contre les pénalités attachées à l'infraction de l'avertissement qui nous en éloigne, l'homme passe sa vie à fumer ; et l'épreuve que je venais de subir n'était, hélas ! que la bouffée préliminaire. La répétition de l'acte vainquit mon dégoût, et à la fin, avec le stoïcisme propre à ma race, j'endurai ce que je ne pouvais empêcher. Les pipes et les cigares contribuèrent pour égale part à la somme de ces nouveaux maléfices, ainsi conjurés pour la ruine du système tout entier ; — quant à moi, je partageai ce mal avec la confraternité adjacente, et, personnellement, je subis l'injure qui m'était faite avec la dignité d'un estomac ayant la conscience de sa propre rectitude.

A cette époque je quittai l'école. — En dépit des malencontres et des échecs occasionnels, j'avais bénéficié de la régularité et de la simplicité de mon régime ordinaire.

Bientôt, cependant, une nouvelle ère s'ouvrit dans mon existence, et avec elle commença une série d'infortunes qui me livrèrent désormais à ceux qui ont toujours été les bourreaux de ma race — aux docteurs ! Hassan ebn-Sabah lui-même, le roi des assassins, et sa bande de sicaires dévoués, furent moins redoutables aux potentats de l'Orient que le médecin et son séide, le droguiste, le sont à toute la tribu des estomacs. Oh ! comme je tremblais quand on annonçait un de ces messieurs ! et il me parut bien étrange qu'il pût exister encore, dans ce siècle de lumières, des listes de poisons domestiques, et une société de *posologistes* assermentés pour leur administration légale, suivant un système régulier, et sous la prétendue garantie de titres et de certificats officiels. (a)

Ma carrière universitaire débuta par des soupers prolongés jusqu'au jour, et par des déjeûners qui se terminaient à midi. Et quels déjeûners ! habitué à un bol de thé, et à cette chère tartine de pain beurré, concevez ma consternation lorsque je vins à être bourré d'une masse hétérogène renfermant tous les condiments et tous les composés culinaires connus sous le soleil. Des rognons sautés, et du vin de Moselle ; du cacao et du curaçao ; de la pâte aux anchois, et du pâté de pigeons ; des champignons, de la marmelade et des conserves de poisson ; du poisson salé, du jambon de Catalogne, et des langues de daim d'Archangel ; du Laver (b), du Ca-

(a) Les griefs de notre auteur sont trop nombreux et trop réels pour qu'on ne lui pardonne pas un peu l'exagération injuste de ce jugement.

(b) Le Laver, sorte de pain du pays de Galles fait avec une plante marine. J'ai dû mettre le nom anglais qui n'a pas d'analogue dans notre langue.

viar, du café et du cognac. — Tous ces mets et beaucoup d'autres moins délicats, trop nombreux pour être
mentionnés, constituaient très souvent mon premier
repas, et dans ce mélange on s'attendait à me voir
discerner le bon du mauvais, sans murmurer de ce surcroît de labeur. — Mon ami et mon parent, *M. Head*,
avait aussi sa tâche à remplir ; et jamais deux chevaux
de fiacre, un jour de fête, ne travaillèrent plus rude-
ment.—Mais enfin, juste comme mon campagnon venait
aussi d'excéder sa mesure, je succombai tout net, et
demeurai insensible au fouet et à l'éperon.

En vain essaya-t-on toutes sortes de drogues et de
stimulants; j'y étais devenu si blasé qu'ils avaient perdu
toute leur vertu. — En vain de petites boulettes de
mercure me furent-elles expédiées pour essayer leur
effet. Le Dieu de ce nom, lui-même, aurait secoué sans
résultat son caducée sur ma face ; dans le fait, je ne
pouvais, je ne voulais pas bouger ; et ce n'est qu'après
avoir été en quelque sorte affamé, que je consentis à
reprendre mes fonctions, lentement et par degrès.

Après cet incident, je fus pour quelque temps traité
avec plus d'indulgence; mais dès que j'eus recouvré mes
forces, ils revinrent à leur ancienne manie de me sur-
charger d'aliment, et alors, commença un plan systéma-
tique de me droguer, véritablement horrible à dire. Le
garçon apothicaire frappait incessamment à la porte, et
un estomac seul peut apprécier l'état de trépidation nerveuse où son coup de marteau me jettait. Ils jugèrent à
propos d'appeler mon malaise *dyspepsie*, et je n'ai jamais entendu prononcer ce mot sans un frisson par

tout mon corps. Tous les premiers hommes de l'époque
(1) furent consultés pour cette maladie, et ils prescrivaient des remèdes ordinairement opposés les uns aux
autres. Il y avait à cela, toutefois, un avantage ; c'est
que, comme ces messieurs y allaient à tatons, la variété
des drogues prescrites assurait leur innocuité, en donnant une chance de neutralisation des poisons (2) les
uns par les autres.

Pour prouver qu'il n'y a dans tout ceci ni exagération ni fantaisie, j'ai transcrit quelques prescriptions
réelles, émanant de praticiens les plus célèbres du jour,
achetées au prix d'une guinée, toutes adressées à la
même maladie, laquelle était constamment décrite dans
les mêmes termes par le malheureux patient. Observez
que mon maitre avait le bon sens de ne pas consulter
ces médecins qui vendent eux-mêmes leurs drogues.
S'il l'avait fait, je n'aurais pas vécu pour écrire ces mémoires. Les grands globes de verre remplis de liquides
colorés que l'on voit au vitrage des boutiques d'apothicaires sont tout simplement des fanaux, puisqu'on les
éclaire la nuit, destinés à avertir notre santé des lieux
où elle est sûre de faire naufrage. Mais pour couper
court à cette digression, on me permettra de décrire,

(1) Sans doute, un de ces jours nous aurons des docteurs féminins.
L'Amérique vient de nous donner cet exemple qui, après tout, n'a rien
de nouveau. M. Torrens Maccullagh, dans son savant et très utile ouvrage
« *Histoire industrielle des nations libres,* » rapporte qu'un monument
de l'ancienne Rome portait une inscription grecque où se trouvait le nom
de Euhodia, dame d'un rang élevé, laquelle possédait un talent extraordinaire en médecine.

(2) Similia similibus curantur, — selon Hahnemann.

sous la forme dramatique (car une courte farce s'expose mieux ainsi) l'entrevue du

DOCTEUR ET DU PATIENT.

Acte 1. Scène 1.

Intérieur d'une belle maison dans une rue fashionable de Londres. Entre le patient qui attend avec d'autres dans l'antichambre, jusqu'à ce que son tour vienne d'être introduit en présence de l'Esculape, selon l'ordre de son arrivée.

Entre le Laquais.

Le Laquais. — Par ici, Monsieur, s'il vous plaît.

(Le patient suit son conducteur dans une vaste salle ; livres, bustes, et papiers partout.)

Le Patient *(un peu nerveux).* — J'ai pris la liberté...

Le Docteur *(debout, le dos au feu).* — Prenez un siège, mon cher Monsieur.

Le Patient. — Je vous remercie. — Il fait assez froid (ou chaud) ce matin.

Le Docteur. — Oui ; que puis-je —

Le Patient. — Je ne suis pas du tout bien, docteur. Le fait est que je n'ai pas le moindre appétit ; ainsi j'ai cru ..

Le Docteur *(l'interrompant).* — Montrez votre langue. Hum ! sale, dyspeptique, très dyspeptique.

Le Patient. — Quand je me lève le matin —

LE DOCTEUR *(interrompant)*. — Un moment, donnez-moi votre main, *(il tâte le pouls)*, pouls languissant. Combien y a-t-il que vous ne vous sentez pas bien ?

LE PATIENT. — Environ une semaine.

LE DOCTEUR. — Vous souffrez d'acidités ?

LE PATIENT *(avec enthousiasme)*. — Oh ! excessivement ; une constante sensation brûlante —

LE DOCTEUR. — Oui, je vois, Monsieur; l'estomac est dans un état morbide, tout est-il bien là ? *(Il percute la poitrine du patient). (Avec un sourire)* Il n'y a rien de mal dans cette région. — Avez-vous mal à la tête ?

LE PATIENT. — Non ; mais une terrible —

LE DOCTEUR *(interrompant)*. — Oh ! cela se borne aux organes *un peu en* désordre. Je vous ferai une prescription, mon cher Monsieur, qui vous rétablira en quelques jours. *(s'assied pour écrire)*.

LE PATIENT. — J'oubliai de dire que j'ai une vive douleur entre les épaules, et —

LE DOCTEUR *(interrompant)*. — Justement ; j'ajouterai une mixture pour vous en débarrasser. *(Il continue d'écrire, passe avec soin le buvard sur sa prescription, et la présente au patient avec un sourire placide.)* Voilà, mon cher Monsieur, prenez ceci, suivant l'instruction (1),

(1) Dans l'apologie pour Hérodote, d'Henry Estienne, on trouve l'histoire d'un paysan qui avala la prescription du médecin sous forme de bol, parce qu'on lui avait dit « prenez ceci selon l'ordonnance. » — Hudibras fait allusion à cette anecdote dans ce passage :

> Like him that took the doctor's bill,
> And swallowed it instead of the pill,

(comme celui qui prit le billet du docteur et l'avala au lieu de la pilule.) —

et revenez me voir dans quelques jours.

Le Patient *(au comble de la reconnaissance).* — Je vous suis extrêmement obligé pour votre bonté. *(Il fouille dans sa poche après la guinée d'usage, honteux presque d'offrir une récompense quelconque à un Galien si savant ; et en lui serrant la main, il y glisse la pièce de monnaie. Le docteur ne manifeste aucune fausse honte ; Le patient se dirige vers la porte).*

Le Docteur. — Si vous n'avez pas de pharmacien ordinaire, mon cher Monsieur, je vous recommande fortement M. Morbus, 24, Doom Street, Bury Square (a). Permettez-moi de mettre son adresse sur la prescription. Donnez-lui mon nom, et vous trouverez ses médicaments excellents.

Le Patient. — Je vous remercie, il aura certainement votre prescription à exécuter. Ainsi je reviendrai vous voir mercredi prochain ?

Le Docteur. — S'il *vous* plaît, mon cher Monsieur ; je ne doute pas que vous ne soyez bientôt entièrement rétabli. *(Il sonne ; reconduit en saluant le malade qui pense avoir encore quelque chose à dire. Ce dernier s'incline, le laquais lui ouvre la porte de la rue, et le malade sort. —Entre un autre innocent (b). —Scène semblable, on*

(a) Morbus, on sait, signifie maladie ; "Doom Street" rue du jugement dernier, et "Bury Square," square ou place de la sépulture, mot-à-mot. — Ces plaisanteries, qui ont meilleure tournure dans l'original, sont tout-à-fait dans le genre anglais, mais sentent un peu la charge.

(b) Je traduis ainsi le mot "flat," expression d'argot ou de théâtre, littéralement "plat". Sur le théâtre de la foire on oppose l'un à l'autre, "*the flat and the sharp*", le filou et sa dupe. L'éditeur anglais ajoute en note que l'auteur ne manque jamais une occasion de lancer un sarcasme.

*à peu près. La porte de la rue se ferme, le patient lit tout
haut la prescription en se dirigeant vers Doom-Street, Bury Square.*

PRESCRIPTION.

Infusion de colombo, 5 onces ; mixture de gomme, quantité suffisante;
trinitrate de bismuth, 18 grains ; sesqui carbonate de soude ; 1/2 gros ;
teinture d'opium, 1 gros ; ditto de colombo, 4 gros.

Je suis persuadé que cet (1) échantillon, et les sui-
vants, de drogues magistralement administrées, rece-
vraient la sanction de toute la faculté. Le bismuth tend,
dit-on, à diminuer l'irritabilité nerveuse de l'estomac ;
l'acide minéral stimule l'action du suc gastrique ; l'alcali favorise les sécrétions alcalines du foie ; etc., etc.,
etc. ; — mais, je vous en prie, n'en croyez pas un mot.
Quels effets ces drogues peuvent avoir sur d'autres parties du corps, c'est ce que je ne prétends pas savoir ; je
ne désire pas me mêler des affaires des autres. Quant à
moi, tout cela m'était plus qu'inutile, et certainement
je suis le meilleur juge sur la matière.

Avec quelle rage je reçus un pareil composé, mettant
de côté le bismuth, la soude et le colombo, il y avait là
l'opium,—l'opium ! qui, au lieu d'activer les sécrétions,
les anéantit ! l'opium, qui n'agit pas de même sur trois
personnes différentes, excitant les unes, calmant les autres. En vérité, j'aurais pu grincer les dents de colère
(si j'en avais eu), et cependant je fus forcé de prendre
des doses répétées de cette mixture, deux fois par jour.
si je me rappelle bien ; car heureusement nous n'avons

---

(1) Toutes ces prescriptions sont réelles et nullement imaginaires.

pas le souvenir tenace des maux de cette vie. Comme de raison, j'empirai au lieu d'amender; et ainsi une seconde visite fut exactement payée au docteur.

Une scène semblable se passa de nouveau chez lui ; et jamais je n'oublierai la froide complaisance avec laquelle il écouta la description de mes maux, ajoutant tranquillement: «donnez-moi la recette, mon cher Monsieur, et j'y ferai une petite modification qui, je suis sûr, vous remettra en bon ordre. » Il jeta alors un coup d'œil sur le précieux document, et passa sa plume sur l'un des items — l'opium, je crois ; puis, paraissant se raviser, il écrivit une nouvelle ordonnance, et la remit à mon maître avec le même air de suavité bienveillante. Il refusa aussi le second honoraire, car les médecins sont ordinairement polis et généreux, et il nous salua avec les manières d'un parfait gentleman. — Or, on peut bien imaginer que mes craintes et ma curiosité à la fois étaient vivement intéressées à connaître la nature de ce nouvel arrêt d'exécution. Le lecteur, qui m'a suivi jusqu'ici, sympathisera, je suis sûr, à ma souffrance, et comprendra l'anxiété de ma position. L'épée de Damoclès était encore suspendue sur ma tête, et je ne pouvais que soupçonner l'épaisseur du fil qui la retenait. On doit se rappeler aussi qu'à cette époque j'étais incapable de donner l'attention convenable à mes affaires domestiques, en raison du dommage que j'avais subi par la surcharge alimentaire. Tout ce dont j'avais besoin, c'était un régime léger, et la permission d'être livré aux seules opérations curatives de la nature, toujours bienveillante, et toujours empressée à guérir nos blessures pourvu qu'on la laisse agir. — Dans ces circonstances, jugez donc de mon incertitude pénible lorsque, me dirigeant vers la demeure de **M. Morbus**, je me mis à lire le second composé que voici :

Trinitrate de bismuth, confection aromatique, de chaque 2 *gros* ; mucilage de gomme arabique, 3 *gros* ; esprit d'ammoniaque composé, 4 gros ; infusion d'écorce d'orange composée, une once : infusion de gentiane composée, assez pour faire 8 onces du tout. — Mêlez ; deux cuillerées à soupe par jour.

Je ne sais si ce poison me répugna plus que l'autre ; il me parut au moins suffisamment nauséeux ; j'y reconnus mon ami le bismuth, et la gentiane n'était qu'un amer pour un autre. Mais tous deux se présentèrent sur mon territoire en compagnie de deux esprits plus méchants qu'eux. Comme de juste, ma condition rétrograda au lieu d'avancer, et je fus incontinent conduit à un autre « éminent praticien » qui entra un peu plus avant dans le diagnostic de ma maladie ; comme d'ordinaire frappa sur les barreaux de ma prison, les côtes, et ensuite procéda à une série de questions d'une nature toute confidentielle. — De nouveau le désespoir s'empara de moi lorsque j'entendis sa plume écrire un autre manifeste contre la santé et la longévité. Cette fois la chose prit une forme un peu différente, et l'amertume de mon chagrin n'eut d'égal que l'amertume de l'aloès,

PRESCRIPTION.

Décoction d'aloès composé, 2 onces ; infusion de colombo, 3 onces ; teinture thébaïque, 10 gouttes ; ditto de houblon, 1 1/2 gros ; eau de cerises noires, 6 gros.
Mêlez, deux cuillerées à soupe par jour.

Notez que dans la recette précédente la confection aromatique était un des ingrédients. — Ici l'aloès est prescrit ; les deux substances produisant des effets diamétralement opposés. Les amers, toutefois, quoique sous une autre forme, étaient encore administrés, et les docteurs s'accordaient au moins quant à l'amertume. Malgré cette délectable mixture, je continuai à être de mauvaise sorte ; car, pour mon malheur, mon maître, le patient, trouvait que la pénalité attachée à l'absorption des drogues l'absolvait de la nécessité d'un régime strict : j'allais donc de plus mal en plus mal, et l'on me transporta chez un autre esculape.

Je fatiguerais le lecteur le plus patient, si j'exposais les opinions diverses qui furent produites sur la cause de mon indisposition ; qu'il suffise de dire qu'un docteur prescrivit les alcalins, et qu'un autre, déclarant que leur usage me serait fatal, insista sur les acides. Voici ce que ce dernier m'ordonna :

PRESCRIPTION.

Sulfate d'alumine, ditto de zinc, de chaque 1 gros ; acide sulfurique dilué, 4 onces. — Mêlez. — Trente gouttes dans une demi-pinte d'eau sucrée, 3 ou 4 fois par jour.

Ces acides forts, par leur qualité antiseptique, eurent certainement quelque bon effet ; ils contribuèrent à me débarrasser de certaines saburres. Mais le jus d'un simple citron aurait infiniment mieux fait l'affaire (1). Quand ce remède fut montré à un autre médecin praticien, il branla la tête et ordonna :

PRESCRIPTION.

Potasse liquide, 3 drachmes ; teint. de Colombo, 13 drachmes.

Comme celle-ci ne fut pas plus efficace que les autres, on résolut de me transporter dans le pays de ces méde-

(1) Au sujet des acides, le Dr Basham, dans une leçon préparatoire de son cours à l'hôpital de Westminster, dit : une expérience de Dutrochet nous apprend que les fluides acides, en se mêlant avec un autre fluide au travers d'une membrane animale, *donnent plus au fluide opposé qu'ils n'en reçoivent*, et ainsi la qualité acide du contenu de l'estomac semble être précisément le moyen par lequel la résorption est facilitée d'une manière physique. Ce fait interprète aussi la valeur des acides minéraux dans les maladies de débilité, et dans la période de convalescence des affections morbides prolongées. Pris avant la nourriture ces remèdes communiquent aux tissus organiques un degré d'acidité suffisant pour promouvoir et faciliter l'absorption nutritive. Les liquides passent aisément à travers un papier à filtrer ordinaire ; mais si ce papier est imbibé d'huile, sa perméabilité sera détruite, et sa capillarité obstruée. On remarque un effet semblable sur l'estomac humain, par l'ingestion d'un aliment gras ou oléagineux ; et il y a peu de personnes qui ignorent le malaise éprouvé par ceux qui mettent une substance de ce genre dans un estomac vide. La surface (a) du canal intestinal est enduite d'une couche d'huile, et son pouvoir d'absorber est aussi complétement aboli pour un temps, que celui de filtrer les liquides le serait dans un papier buvard huilé. De la même manière on a pu retarder les effets des liqueurs énivrantes, en prenant une cuillerée d'huile, l'estomac étant vide.

(a) Le Dr Basham commet une grossière erreur que, par une singulière distraction, l'auteur oublie de relever, ayant lui-même, page 20, indiqué le mode de digestion des corps gras. Dès 1842, les recherches de MM. Bouchardat et Sandras en avaient établi la théorie. Voici, sur ce point, les conclusions de leur Mémoire dans l'Annuaire Thérapeutique pour

cins pygmées, les Homœopathes (ainsi appelés, je suppose, parce qu'ils sont toujours chez eux (a) (*at Home*) pour les consultations.

Je dois dire que leur manière d'administrer les médicaments, tout en me faisant sourire un peu, me réjouit autant que le permettait l'état de faiblesse où j'étais.

Quand j'entendis pour la première fois parler de la doctrine homœopathique, je m'attendais à voir dans ceux qui la professent de petits personnages diminutifs, semblables à ceux que nous voyons dans les *fanticin.*, servis par de petites poupées, dans de petites maisons de verre. — Quelle ne fut pas ma surprise quand un grand et massif docteur me prescrivit une dose exprimée par une fraction dont le dénominateur était l'unité suivie de 60 zéros ! On peut bien supposer que je

1843 : « Les expériences précédentes démontrent que la digestion et l'assimilation de la graisse ne s'effectuent en aucune façon dans l'estomac. Elle ne subit dans ce viscère aucune transformation, aucune élaboration ; c'est dans le duodénum que ce principe subit les modifications qui doivent faciliter son absorption. Ces modifications sont bien simples : les matières grasses se mélangent avec la bile et le suc pancréatique, se divisent et s'émulsionnent sans changer de nature chimique. Si elle contiennent des acides oléique et margarique à l'état de liberté, ces acides sont saturés par l'alcali contenu dans le suc pancréatique, et surtout dans la bile.

»Une fois émulsionnées par la bile et le liquide du pancréas, les graisses sont immédiatement absorbées par les orifices des vaisseaux chilifères, et de là transportées dans le canal thoracique, et mêlées au chyle. L'analyse du chyle des animaux nourris de corps gras, ne nous laisse aucun doute à cet égard. Cette absorption se continue dans tout le canal intestinal ; et quand la proportion du corps gras est trop considérable, il est éliminé avec les excréments. »

(a) Il y a là un jeu de mots qui ne peut se rendre ; ceux qui savent l'anglais le comprendront, les autres n'y perdront rien.

traitai le *décillionème* de grains avec un profond mépris.
Que le lecteur pourtant ne condamne pas cette race de
médecins, sous plusieurs rapports très utiles. — Car si
leur doctrine est entièrement absurde au point de vue
curatif, elle possède au moins une sorte d'excellence né-
gative. — Oui, je maintiens que l'administration des
drogues devrait approcher de zéro autant que possible,
et ces Messieurs sont, quant à leur *posologie*, à une très
petite distance de ce but désirable.

Les Allopathes et les Homœopathes doivent, bien entendu, se battre entre eux, et ils n'y manquent pas (1).
Les Lilliputiens livrant bataille aux Brobdingnags nous
représenteraient bien l'image des combats de ces géants
et de ces nains médicaux ; et je me figure qu'un dia-

(1) Sir James Eyre dit : « C'est avec satisfaction que je me rappelle
une circonstance où, étant directeur médical, autrement dit examinateur
dans un bureau d'assurances depuis huit années, je refusai d'assurer
la vie d'un noble de haut rang, parce que son médecin était un homéo-
pathe, et mes confrères de la direction accédèrent unanimement à ma
décision. »

M. Headland, dans un passage moins discutable et plus scientifique de
son nouvel ouvrage, s'exprime ainsi : « Les homéopathes voudraient
opérer une étrange révolution dans la matière médicale. Le charbon, la
silice, et d'autres substances communément regardées comme inertes,
apparaissent comme des remèdes d'une merveilleuse efficacité. Ils disent
que la belladone produit un état semblable à la scarlatine, des symptômes
ressemblant à ceux de l'hydrophobie, et qu'ainsi elle guérit ces deux
maladies. Il est à peine nécessaire de dire que ces trois propositions sont
également erronées. Bien plus, un essai expérimental de leur principe
thérapeutique a été fait par le professeur Andral sur un grand nombre
de malades dans un hôpital de Paris, avec l'assistance des homéopathes
eux-mêmes. Les médicaments furent exactement et consciencieusement
administrés, mais ils ne réussirent dans aucun cas. *(Medical Gazette*, vol.
XV, p. 922.)

logue pourrait avoir lieu entre un allopathe et un homœpathe, à peu près dans ces termes.

L'Allopathe et l'Homœpathe se rencontrant. (1)

A. — Monsieur, vous êtes un charlatan, ne m'arrêtez
pas.

H. — Et vous un imposteur ; vous empoisonnez en
gros.

A. — Et vous en détail, Monsieur ; mais je ne veux
point vous parler.

H. — Mais vous me parlerez. Vous n'êtes pas si grand
personnage que vous puissiez ignorer notre existence,
quand vos malades vous quittent par douzaines pour
venir à notre établissement.

A. — Cela est tout-à-fait faux ; et un mensonge est
la seule chose que vous n'administrez pas infinitésima-
lement.

H. — Je puis garder mon sang froid. Là, avouez-le,
ne vous avons-nous pas privés de centaines de vos malades ?

A. — Oui, les sots nous délaissent pour aller à vous.

H. — Les sots paient le mieux.

A.—(*A part*). Cela est très vrai.—(*Haut*). Alors j'ose

(1) Les opinions exprimées ici par l'homœpathe sont de beaucoup
trop sensées, pour que, de toute évidence, les vrais sectateurs d'Hahnemann ne les répudient pas avec indignation. Notre auteur a besoin d'une
marionnette pour lui faire dire ce qu'il pense lui-même ; de sorte que
dans la discussion, il donne l'avantage, et l'autorité sur son interlocuteur,
au dispensateur de remèdes réduits au plus petit volume possible.

dire, Monsieur, que vous êtes un homme riche. — Bonjour.

H. — Pas si vite; je suis aujourd'hui d'humeur accommodante. — Dites-moi franchement, voudriez vous prendre vos propres médecines ?

A. — *(Faisant une grimace).* Pas toutes ; mais nous sommes obligés d'expérimenter sur les malades pour l'avancement de la science.

H. — Oh ! oh ! est-ce cela ? les chirurgiens traitent de même les chiens. Puisque vous êtes si candide, auriez-vous quelque objection à prendre nos remèdes ?

A. — Certainement ; ils sont inertes.

H. — Pourquoi ?

A. — Parce que la matière ne se divise ni ne se fractionne au degré où vous l'administrez dans vos prescriptions.

H. — Que pensez-vous de l'aqua tofana (1), et des empoisonneurs du 14me siècle ?

A. — Ils y mettaient trop de temps. Vous en prendriez encore plus.

H. — Et *vous,* vous faites la chose du premier coup.

A. — Monsieur, cette insolence. —

H. — Bah ! ne vous fâchez pas; nous sommes tous deux dans la même barque.

A. — C'est possible ; mais comme nous ramons en sens contraire, elle ne bouge pas.

H. — Ah ! ah ! très bon. — Combien de personnes,

____

(1) On l'a supposée formée d'arsenic et d'eau de laurier cerise, donnés à doses très minimes.

envoyées par vous à leurs boutiques, ont-elles été tuées par les droguistes de Londres ? Vous ne pourriez pas me faire la même question.

A. — Allons donc, Monsieur, voudriez-vous supprimer la chimie ? (1)

H. — La chimie ! osez-vous confondre votre système avec cette splendide science ? Il faut au boiteux un bâton solide.

A. — Comment qualifiez-vous l'action de vos médecines ? — Est-elle mécanique ?

H. — Vous avez prétendu qu'elles n'en avaient aucune. — En sorte que, d'après votre dire, si nous ne faisons pas de bien, nous ne faisons pas de mal.

A. — Vous êtes pointilleux, Monsieur. Comment supporterais-je ma famille, et maintiendrais-je mon établissement, sans donner des médicaments ?

H. — Ah ! voilà le *hic !*—Prescrivez le régime et des simples, et demandez autant que vous le faites pour vos avis actuels.

A. — Pourquoi ne pratiquez-vous pas ce que vous prêchez ?

H. — Parce que je mourrais de faim.

A. — Je serais dans le même cas.

H. — Nous prospérons donc par l'ignorance de la multitude.

A. — Ayez la bonté de parler au singulier. Pourtant

(1) Les étrangers rient du grand nombre de nos pharmacies ; et ils ont raison. Pour une que vous rencontrez dans une ville du Continent, vous en voyez au moins une douzaine ici.

il y a beaucoup de vrai là-dedans. — Si, lorsqu'un malade vient me trouver avec des organes digestifs en désordre, j'allais lui prescrire une diète sévère, le lever matinal, et lui recommander une demi-douzaine de *simples*, il me mettrait au nombre de ces derniers, et courrait prendre les conseils d'hommes tels que feu Sir W. Farquhar, lequel écrivit une formule contenant treize différentes substances, (1) dans l'espoir que si l'une ne convenait pas, une autre pourrait faire du bien.

H. — Alors vous avouez que le public est à blâmer ?

A. — Certainement, la dignité de la profession gagnerait à ce que le peuple fût moins ignorant.

H. — Serrons-nous donc la main, et devenons riches tous deux.

A. — Je vous souhaite bonne chance ; mais je ne puis vous donner la main. — Prétendez-vous donc dire que vous feriez une razzia complète de tous les médicaments ?

H. — Non ; mais je me bornerais aux simples ; et je sarclerais si bien ce champ sauvage de la pharmacopée, que j'en ferais un net et joli jardin.

A. — Quels médicaments y laisseriez-vous ?

H. — Dame ! je n'y laisserais que ceux-là dont les effets certains sur l'économie animale sont bien établis.

A. — Bon ! il n'y resterait rien, ou pas grand chose. Il serait difficile de trouver une douzaine de composés qui produisent dans toutes les circonstances des résultats assurés et identiques.

(1) Sir James Eyre affirme le fait.

H.—Eh bien! fondez sur ce *dodeka* la base de votre matière médicale.

A.—Au fait, ce serait mettre en banqueroute notre dispensaire officiel.

H.—On ne pourrait rien désirer de mieux. Je voudrais être à la tête de la commission chargée de juger cette tourbe frauduleuse de drogues. Il y en a bien peu, je vous assure, qui obtiendraient un certificat de première classe.

A.—Auxquels en accorderiez-vous un ?

H.— A ceux-là seulement qui pourraient donner, devant la commission, un compte clair et satisfaisant de leur actif et de leur passif, et qui pourraient prouver que leur insolvabilité n'a point pour origine la *spéculation*.

A.—Je voudrais vous voir dans cette position là. Continuez.

H.—Voici l'ébauche de ce qui pourrait être publié dans les papiers. — « La célèbre compagnie connue sous la raison sociale Sels et Séné, laquelle poursuivait un trafic cathartique très étendu, dans Apothecaries' Hall, a introduit une demande pour sa dissolution, selon les termes de son contrat. Aucune opposition n'étant faite par le syndic de la faillite, son honneur a exprimé l'opinion que la banqueroute de ladite compagnie avait eu pour origine les fautes des autres plutôt que les siennes, et qu'elle avait sa méthode de conduire les affaires avec autant de perspicacité que la chose le permettait. Dans ces circonstances, l'honorable commissaire lui accorderait un certificat de seconde classe. Mais il

regardait comme son devoir, pour des motifs d'intérêt
public, d'inviter les associés à établir le centre de leurs
affaires dans le voisinage des grandes salles de banquet
de la Cité, puisque leurs chances de succès ne pouvaient
reposer que sur le patronage de ceux qui cultivent la
gastronomie et la gourmandise. »

A.—C'est très beau, et vous les laisseriez aller si
facilement, sans doute, parce que les résultats du système sont si évidents? Je suppose que les *blackdoses* (a)
les sels d'Epsom, l'aloès, et toutes les autres drogues
drastiques obtiendraient de vous un jugement favorable.

H.—Probablement ; car nous ne pouvons pas dire
que nous ignorons leurs effets ; et la gloutonnerie a
besoin de traîner à sa suite ces composés horribles, pour
le cas où le monstre obèse tomberait dans une de ses
transes. Au lieu du squelette placé sur la table, comme
aux festins d'Egypte, la pompe œsophagienne *(stomach
pump)* devrait avoir sa place aux grands diners de la
Cité.

A.—Que diriez-vous au Mercure ?

H.—Ah ! ah ! mon bel ami, m'écrierais-je, qu'avez-
vous fait de bon ? Et l'examen marcherait ainsi :

Le Mercure.— S'il vous plait, votre honneur, on m'a
ordonné de chasser du système un poison virulent.

Son Honneur.—L'avez-vous fait ?

Le Mercure.—Oui, Monsieur, je le crois.

Son Honneur.—Vous le croyez! Êtes-vous entré dans
la trame intime du système sans produire aucun dommage ?

(a) *Black dose,* dose noire, ayant pour base l'infusion de séné.

Le Mercure.—Suis-je tenu de répondre à cette question.

Son Honneur. — Certainement, Monsieur, et de donner une réponse explicite, encore.

Le Mercure.— Je fabriquai un poison de ma façon.

Son Honneur. — Semblable à celui que vous aviez été chargé d'expulser ?

Le Mercure. — Effectivement, votre Honneur, mais plus virulent.

Son Honneur. — Vous serez rappelé, Monsieur ; et j'aurais soin d'instituer une enquête très rigide sur vos affaires, qui, pour le présent, sont dans une situation extrêmement suspecte.

A.—Bien ! Je dois dire que vous n'êtes pas un rhadamanthe. Je parierais que vous vous conduiriez mieux à l'égard de l'une des médecines à la mode.

H.— Moi ! par Jupiter, je les enverrais toutes en prison, je leur ferais raser la tête, et leur ferais porter le costume de la geole. Au fait, la loi criminelle est la seule qu'il convienne de leur appliquer.

A. — Que feriez-vous d'une médecine telle que l'oxide d'argent — le dada de sir James Eyre, qui a écrit un agréable petit livre (1), ostensiblement sur la digestion, mais en réalité pour introduire dans le monde médical ce qu'il appelle une « élégante » préparation ? (a).

(1) L'estomac et ses difficultés. (*The stomach and its difficulties.*)

(a) Nous ne sachions pas qu'en France, l'oxide d'argent ait été employé autrement que comme remède contre l'épilepsie, au même titre que le nitrate d'argent. Associé aux ferrugineux, il a été aussi prescrit contre certaines indispositions des femmes.

H.—Je le soumettrai à un sévère interrogatoire, à peu près de cette façon : « Ainsi, Monsieur l'Oxide, on vous a administré avec beaucoup de succès dans toutes sortes de cas. Eh ! qui dit cela ?

L'Oxide. — Mais, votre Honneur, c'est Sir James Eyre, qui a produit bon nombre de témoins en ma faveur.

Son Honneur. — Qui sont-ils ?

L'Oxide. — L'un est un gentleman, récemment revenu de l'Inde, et qui m'a pris avec beaucoup d'avantage.

Son Honneur. — Oh ! vraiment ? L'absorption vous a-t-elle introduit dans le système de ce Monsieur ?

L'Oxide. — Je ne suis pas préparé à répondre à cette question.

Son Honneur. — Je demande si vous êtes entré dans le sang, ou si votre action ne s'est pas limitée à l'estomac et à ses surfaces adjacentes ?

L'Oxide. — Je ne suis pas préparé à répondre à cette question.

Son Honneur. — Mais, Monsieur, vous nous avez dit que vous aviez fait du bien.

L'Oxide. —J'ai guéri ce Monsieur.

Son Honneur. — Fûtes-vous administré seul ?

L'Oxide. — Non, avec l'opium.

Son Honneur. — Sur votre serment, Monsieur, comment savez-vous si le bénéfice que le malade éprouva ne fut pas dû à l'opium, ou au changement de climat ?

L'Oxide. — En vérité, je n'en puis rien dire.

Son Honneur — J'imagine que non. Alors, pourquoi vous arrogez-vous à vous seul le crédit de cette cure ?

L'Oxide. — J'ai mes autres témoins, lesquels attesteront l'honorabilité de mon caractère et ma puissance curative.

Son Honneur. — Faites-les appeler.

Entre une foule de témoignages (1); *l'un d'entre eux entre dans le compartiment des témoins, et prête serment.*

Son Honneur. — Dois-je comprendre, Monsieur, que, d'après votre déclaration, M. Oxide d'argent est une personne propre à remplir l'office de curateur (a) pour l'intérieur ?

Le Témoin. — Oui, Votre Honneur.

Son Honneur. — Sur quoi basez-vous vos recommandations?

Le Témoin. — Il fut administré en ma présence, et dans une semaine il opéra des merveilles.

Son Honneur. — Etait-il accompagné de quelque membre de sa famille, d'un ami où d'étrangers ?

Le Témoin. — Il n'était accompagné de personne.

Son Honneur. — On n'insista sur aucune règle diététique?

Le Témoin. — Oh, oui ! un régime sévère fut enjoint.

Son Honneur. — Y eut-il autre chose ?

Le Témoin. — (Hésitant) Oui, Monsieur..

Son Honneur. — Allons, Monsieur, vous parlez sur la foi du serment.

______

(1) Sir James Eyre les publie lui-même.

(a) *Curator to the inside.* Nous avons cru devoir traduire littéralement. Ce mot curateur peut, ce nous semble, être pris ici dans son sens légal (le même que celui de l'anglais Curator) d'administrateur judiciaire des biens d'un mineur émancipé, etc.

Le Témoin. — On recommanda aussi le lever matinal.

Son Honneur. — Ah ! Et toutes ces directions ont-elles été suivies ?

Le Témoin. — Oh ! Oui.

Son Honneur. — Et le malade guérit ?

Le Témoin. — Complètement.

Son Honneur. — Veuillez encore, Monsieur, vous rappeler votre position devant cette cour, et dites-moi comment vous êtes arrivé à présumer que ce sont les médecines qui ont fait bien, et non le lever de grand matin et le régime strict.

Le Témoin. — En vérité, je ne puis le dire.

Son Honneur. — Vous pouvez vous retirer, Monsieur. (A l'Oxide). En voilà assez sur votre témoin ; quant à vos preuves en général, il y a là un désir si manifeste d'équivoquer, que je dois vous refuser un certificat.

L'Oxide sort.

A. — Si vos idées sur la médecine ne sont pas meilleures que votre connaissance de la loi, j'ai pitié de vous. Comment traiteriez-vous le bismuth, et cette nombreuse classe de médicaments que l'on donne pour améliorer les fonctions digestives ?

H. — A peu près de la même manière, et je parierais ma meilleure boite de globules que je les prendrais tous en défaut.

A. — Mais comment vous conduiriez-vous à l'égard de ces drogues considérées comme spécifiques, telles que la quinine dans les cas de fièvres intermittentes ?

H. — Eh bien, j'examinerais d'abord les témoignages

produits sur ce *que* ces remèdes ont fait, (1) puis sur *la manière* dont ils ont agi ; et j'aurais beaucoup de soupçon et de doute s'ils étaient incapables de répondre à la deuxième question. Si, toutefois, j'étais satisfait sur le premier point, je les rangerais parmi le petit nombre de remèdes bons à administrer, mais en même temps je me réserverais le droit de révoquer tout ordre que j'aurais pu donner en leur faveur. Si je les surprenais causant le mal de tête ou les maux de cœur (2), j'assignerais toute la faculté, et pousserais mes investigations sur la matière plus loin qu'on ne l'a encore fait.

A. — Ils différeraient tous d'opinion, quant aux résultats généraux sur l'économie animale.

H. — Vous reconnaissez cela, vous ! bien. Alors je continuerai d'élaguer jusqu'à ce que même la douzaine dont nous avons parlé soit réduite de moitié.

A. — Vous êtes un drôle de corps. Saigneriez-vous ?

H. — Jamais.

A. — Alors dans certains cas vos malades mourraient.

H. — C'est possible ; mais il vaut mieux qu'un individu meure faute de saignée, que d'en voir tuer des centaines par la phlébotomie.

A. — Au fait, vous n'useriez ni de médicaments ni de la lancette ?

H. — Exactement, et voilà pourquoi je suis Homœ-

---

(1) Van Swieten, dans ses commentaires sur Boerhaave, dit : « Il peut suffire au médecin de connaitre l'effet d'un remède, quoiqu'il ignore sa manière particulière d'agir.

(2) Un effet commun de la quinine.

pathe. Les gens veulent avoir quelque chose, (1) je ne leur donne rien, et cependant je satisfais à leurs demandes.

A. — Vous êtes un original ; et je suis sûr que des centaines d'individus seraient morts entre vos mains, s'ils avaient eu la chance d'être traités par vous.

H. — Ne pensez-vous pas que des milliers ont été tués par la médecine ?

A. — Mais, oui, peut-être.

H. — Pensez-vous que beaucoup de centaines sont morts par son absence ?

A. — Non.

H. — C'est assez ; faites un simple calcul d'arithmétique, et je serai satisfait.

A. — Mais je maintiens que nous vivons d'une manière si artificielle, que des remèdes artificiels sont nécessaires.

(1) Corvisart, médecin de Napoléon, était très-ennemi des médecines. Quand l'Impératrice Eugénie insistait pour en avoir, il lui donnait des pilules de pain ! Napoléon lui-même était parfaitement incrédule au bienfait des remèdes, et ses remarques sur le corps humain ne devraient jamais être oubliées. « Notre corps, disait-il, est une machine qui a la vie pour objet : il est organisé pour cette fin. — C'est sa nature. Laissez donc la vie à l'aise, laissez-la prendre soin d'elle-même ; elle fera mieux que si vous la paralysez en la chargeant de médecines. C'est comme une montre bien faite, destinée à aller un certain temps ; l'horloger n'a pas le pouvoir de l'ouvrir et de la démonter, il ne pourrait se mêler de son mouvement qu'au hasard et à l'aveugle. Pour un qui, à force de travailler avec ses mauvais outils, réussit à faire quelque bien à l'instrument, combien de sots le détruisent tout-à-fait ! » *

* Nous ne savons si Napoléon a réellement prononcé ces banalités qui n'ont rien de sérieux. Il faut croire ici l'auteur sur parole, aussi bien que pour l'anecdote relative à Corvisart.

H. — Je vous concède cette proposition ; pourtant il me semble que je pourrais réfuter solidement l'argument. En admettant que nous vivons dans une condition artificielle, je soutiens que cette artificialité de nos mœurs n'est pas telle qu'elle réclame, pour l'entretien de la santé, qu'on recourre à la science la plus compliquée, la plus embrouillée, dans tout le cycle des connaissances humaines. Si notre diète alimentaire consistait dans l'emploi de substances puisées dans les secrets les plus mystérieux de l'art, je vous accorde qu'alors nous réclamerions des remèdes également subtiles ; mais si nous vivons en conformité suffisante aux lois de la nature (ce qui, j'ose l'avancer, est le cas), alors nous avons besoin de remèdes également simples ; car, en allant les chercher trop loin, nous manquons notre but. — Quand l'aliment ordinaire est adultéré, c'est alors que nous approchons le plus du degré extrême de l'artificialité ; c'est alors aussi, je vous l'accorde, que des mesures proportionnelles et appropriées sont nécessaires pour rétablir la balance de la santé, mais à part ces circonstances exceptionnelles, nous ne consommons que les produits de la terre, sans recourir à aucun procédé très élaboré pour nos maladies. J'affirme donc que nous n'avons pas besoin de remèdes compliqués ; mais qu'au contraire il ne nous en faut que de simples, et que la nature, dans ces conditions, fera sa part avec un surcroît d'activité.

A. — Mais je vous tiens sur le flanc, mon ami; vous concluez, n'est-ce pas, qu'il nous faut des remèdes de la même nature que nos aliments, n'en différant que par le mode de combinaison, etc., etc. ?

H. — Certainement ?

A. — Mais notre nourriture contient presque tous les composés de la chimie (1). Ainsi, qu'y a-t-il de plus naturel, quand de fausses combinaisons, un manque de proportion, ou des excès produisent la maladie, que de recourir à la science médicale, laquelle possède, dans l'arsenal de ses remèdes, la composition ultime et prochaine de ces matières que nous consommons pour l'entretien du corps !

H. — Ces faits n'ébranlent nullement ma thèse. Si, comme vous le dites, la nourriture renferme une telle variété de composés, minéraux, acides, alcalis, substances neutres, gazes, etc., alors, certainement la nourriture, sous les différentes variétés de forme, de combinaison, (2) ou de proportion de ces éléments constitutifs, est le moyen propre de rétablir la santé ; ainsi votre argument est une arme qui se retourne contre vous.

A. — Je ne crois point cela ; mais si je vous comprends bien, telle est votre proposition. D'abord, si nous vivions simplement, comme dans les âges primitifs, mâchant des glands de chêne, et buvant de l'eau, nous n'aurions besoin que de simples en cas de maladie. En second lieu, si nous vivons artificiellement, il nous faut

(1) Le café et le tabac contiennent, dit-on, des traces de cuivre, et le tamarin des traces d'or. On peut fondre, au chalumeau, la partie siliceuse de la paille, en grains de verre.

(2) Les plus grandes merveilles de la chimie sont dues à des combinaisons. Le sucre, l'amidon et la gomme sont des substances très différentes, et pourtant ces substances sont composées de trois éléments, le carbone, l'hydrogène et l'oxigène, la proportion de chacun d'eux faisant seule la différence.

des remèdes aussi artificiels que notre mode d'existence, — *troisièmement*, si notre vie est *tellement* artificielle qu'il faille explorer les secrets les plus profonds de la nature pour nous procurer nos aliments, alors, mais seulement alors, il nous faudra des remèdes également difficiles à obtenir ; — quatrièmement, vous affirmez que nous ne vivons pas à présent d'une manière aussi artificielle que celle énoncée dans votre troisième hypothèse, et que cependant nos procédés curatifs sont aussi artificiels que s'il en était ainsi.

H. — C'est précisément cela ; et la texture de la science médicale aurait besoin d'être plus serrée et plus compacte, car, pour le moment, ce n'est qu'un crible au travers duquel la vérité, si elle y arrive, passe au lieu de rester.

A. — Je reconnais que souvent nous pourrions nous attacher au régime, au lieu de donner des drogues : il vaut mieux éloigner la cause du mal que de prescrire un antidote. Je ne crains pas de vous dire que je dirigerai mon attention vers ce point trop négligé des devoirs du médecin ; et pourtant je ne puis m'empêcher de reconnaître que le mal a produit du bien. — Considérez les bienfaits du chloroforme.

H. — Et pensez-vous que le chloroforme n'aurait pas été connu beaucoup plus tôt, si de meilleurs principes avaient dirigé l'étude de la science médicale ?

A — Que voulez-vous dire, — de meilleurs principes ?

H. — Si, au lieu du système d'hypothèses si longtemps

en vogue, les efforts de nos grands hommes s'étaient concentrés sur les recherches anatomiques, les dissections, l'analyse, l'induction scientifique, et surtout le microscope, je ne doute pas que des découvertes d'une vaste importance nous auraient mis, à notre époque, en possession de vérités et de faits que nous ne pouvons attendre que de l'avenir.

A. — Voudriez-vous tenir la médecine en arrêt jusqu'à ce que les sciences collatérales aient jeté plus . de lumière sur ses méthodes pratiques ?

H. — Parfaitement. — Les premières autorités du jour conviennent que la science médicale est en progrès, *parce que* tant de vieux nostrums sont actuellement mis de côté ; mais ils avouent aussi que l'efficacité de leurs remèdes les plus favoris est incertaine (1). Je crois que les meilleures recettes sont perpétuellement changeantes dans leur manière d'agir, de sorte que ce qui peut être bon aujourd'hui, peut être mauvais demain, et que la disposition d'esprit du sujet, les influences atmosphériques, ou quelque altération temporaire dans les forces du système nerveux, peuvent faire varier complètement les effets des médicaments sur le corps.

A. — Mais comment arriverons-nous à connaitre leur modus operandi, à moins de les essayer ?

H. — Si vous vous croyez autorisé à faire des êtres

(1) « Un médicament qui relèvera ou excitera une fois les forces vitales, peut une autre fois les déprimer ; il produira l'un de ces effets sur un homme malade, et l'autre sur un homme sain : ou bien, selon que son administration est modérée et de peu de durée, ou qu'il soit pris en excès et plus longtemps. » — Headland, Actions of Medicine.

humains les sujets de vos expériences, je vous accorde qu'il peut en résulter des découvertes précieuses ; et on pourrait demander à notre législature si, au lieu d'en·voyer nos grands criminels sur les plus belles parties du globe pour y porter leur corruption, il ne serait pas aussi bien de réserver les plus vils d'entre eux pour l'enseignement de la Faculté !

A. — Pauvres diables ! Cela serait presque aussi mauvais que le système cellulaire, — système qui aurait charmé l'imagination satanique d'Ezzelino le Padouan (1) (a). Je dois avouer que si nous étions honnêtes, nous mourrions de faim, et je soupçonne fort que si nous

(1) Sûrement l'Allopathe a ici raison. — Le système cellulaire ou silencieux (silent system) renouvelle, pour être appliquées à l'âme, les tortures du moyen-âge, en chassant petit à petit la raison de son siège. Ce serait miséricorde de tuer un homme, plutôt que de le soumettre à des horreurs que ceux-là seuls peuvent comprendre qui ont étudié la psychologie dans ses applications à l'art de guérir. Que dit le Dr Winslow-Forbes de ce châtiment barbare qui est une honte pour notre siècle, spécialement pour l'Angleterre?

(a) Ezzelino ou Ecelino de Romano, tyran originaire d'Allemagne, né à Onora, dans la Marche Trévisane, se montra si pervers, dès son enfance, qu'on disait de son temps qu'il avait été engendré par le démon. Les Papes Grégoire IX, Innocent IV et Alexandre IV lancèrent inutilement sur ce scélérat les foudres du Vatican. Il fut un des chefs du parti Gibelin, dans le 13me siècle, et allié à Frédéric Barberousse ; en 1237, il s'empara de Padoue où des supplices multipliés affirmèrent son autorité. Les républiques de Venise, Bologne, et Mantoue s'étant liguées contre lui, il fut cerné avec ses troupes, dans une rencontre ; blessé et fait prisonnier, il mourut le onzième jour après avoir déchiré ses plaies dans un accès de désespoir.

Quant au régime de l'emprisonnement cellulaire, l'expérience qui en a été faite jusqu'à présent ne lui est certainement pas favorable ; il dispose à la folie, et au suicide surtout. L'infirmerie de la prison de Milbank, à Londres, que nous visitâmes en 1872, contient toujours un certain nombre de cas d'aliénation mentale déclarés dans l'établissement.

écrivions au-dessus de nos portes : *Les patients sont ici expérimentalisés pour le bénéfice de la science,* nous pourrions attendre ceux-ci longtemps.

H. — Comptez-y, vous arriverez forcément à ma manière de voir, et « jetterez les drogues aux chiens ; » à moins toutefois que votre compassion n'intervienne en faveur de ces fidèles créatures.

A. — En tous cas, vous êtes un homme hardi d'avouer de pareils sentiments.

H. — Bah ! il n'y a personne ici, et vous n'oseriez pas les répéter.

A. — Dites-moi franchement ; vous considérez-vous comme un charlatan ?

H. — Oui, vis-à-vis du monde, mais non pour la science. Vous êtes, vous, un charlatan pour tous les deux.

A. — Bien obligé. Mais vous n'êtes pas un méchant garçon ; et je vous promets qu'un avantage au moins résultera de notre conversation. — Je diluerai copieusement mes médecines avec le pur fluide.

H. — Bravo ! Je donne des doses infinitésimales, vous en donnerez de diluées. Nous sommes tous deux dans le bon chemin. — Vive la Bagatelle !

A. — Je suppose que je dois, moi, crier : Vive l'Eau des Puits. (1) (a).   (*Ils sortent, chacun de son côté*).

(1) L'Allopathe venant enfin à la pompe ! Voilà, en terme de rhétorique, un climax qui, rationnellement ou non, a au moins été amenée par une argumentation ingénieuse et serrée.

(a) Les mots *Vive la Bagatelle, Vive l'Eau des Puits,* sont en français dans l'original.— Le lecteur n'attachera pas d'importance au ton de persifflage qui règne dans ce dialogue. — L'ouvrage lui-même est, en partie, au reste, une boutade satyrique contre les médecins, dans laquelle il y a à prendre et à laisser.

Revenons, cependant, à notre histoire. Les globules de mon ami furent, comme de raison, tout-à-fait inefficaces ; de sorte qu'en dernier ressort l'un des premiers *chirurgiens* du jour fut consulté. Celui-ci, pour le plaisir d'une agréable variété, entre en liste, et espère vaincre avec la mixture saline. Il s'avance donc avec cette

Prescription.

Mixture saline, (a-1) 6 onces ; vin de semences de colchique, esprit de nitre dulcifié, de chaque, 4 scrupules; sirop d'écorce d'orange, 2 gros. — Mêlez. — 1/4 à prendre de 6 heures en 6 heures.

Oh! Dieux, il fallait prendre cela toutes les six heures! la nature humaine ne pouvait supporter cette épreuve, et un estomac humain repousse également ce qui lui porte préjudice. Ainsi, sans autre façon, je rejetai toute offre de réconciliation, même une nouvelle dose de quinine, et refusai de recevoir soit liquide soit solide, excepté un peu de pain grillé et de thé.

Rien ne put me décider à faire la paix ; et aussitôt que je recouvrai un peu de force, je devins plus obstiné

(a) La mixture saline neutre de la pharmacopée anglaise est composée de parties égales de jus de citron et d'eau neutralisée par le bicarbonate de potasse.

(1) Un médecin de ma connaissance soutient que le sel pris, même en excès, pendant le règne d'une épidémie, préviendra l'infection, à raison, déclare-t-il, de la grande quantité de chlore dégagée par l'estomac ; ce gaz étant le meilleur désinfectant que nous connaissions. Dans les colonnes du *Times* on voit souvent l'annonce d'un ouvrage qui prétend démontrer que toutes les maladies viennent de l'usage du sel ! Les gens se jettent sur toutes les théories nouvelles, si absurdes qu'elles soient, et il n'y a pas de doute que le livre s'est vendu.

que jamais, jusqu'à ce qu'une députation formelle de
tous les membres de la corporation vînt me súpplier de
reprendre mes fonctions, ne fût-ce que pour un peu de
temps. A la fin j'y consentis, mais d'assez mauvaise
grâce ; et si un moraliste sévère se sent disposé à con-
damner mon ressentiment, qu'il veuille bien, pour un
instant, se mettre à ma place. J'étais là, un estomac de
haute lignée, d'une humeur naturellement réservée et
hautaine, condamné à travailler comme un galérien, à
toute heure du jour et de la nuit. Je supportai cela
avec une résignation fière, jusqu'à ce qu'un fardeau im-
pitoyable me rompit (métaphoriquement parlant) le dos,
et que je fusse incapable de mouvoir les pieds et les
mains. Contre ce déplorable état, ils emploient le fouet
et l'aiguillon ; et quand ce moyen échoue, alors ils ont
recours à l'administratiom des composés les plus horribles qu'ils puissent arracher à la nature, et à l'encontre
desquels les savants eux-mêmes témoignent leur aversion par les plus laides grimaces.

Représentez-vous, ô homme trop prompt à condam-
ner les autres, alors que vous souffrez de débilité générale et d'une tristesse profonde, représentez-vous vous-
même enlevé sans cérémonie, et forcé de vous asseoir
dans la chambre de torture du suspens et de l'attente,
pendant qu'un toxicologiste diplômé vous prescrit ses
nostrums que vous vous savez condamné à avaler.
La belle Rosamonde elle-même eut l'option du poison
ou du poignard. On ne m'a jamais donné le choix de
l'un ou de l'autre, ou, croyez-moi, j'aurais eu bientôt
terminé mes souffrances par le dernier. — Le tyran de

Syracuse, ou le musicien couronné de Rome, n'aurait
pu inventer rien au-dessus des tourments exquis auxquels je fus si impitoyablement soumis. — Si vous en
doutez (ô lecteur sceptique!) faites une liste des drogues
et des poisons — oui, à la lettre, des poisons que je
vous ai fourni l'occasion de compter, et cet épitomé
charmant vous donnera l'écho de mes plaintes. Ne me
condamnez donc pas, mais ayez plutôt pitié de mes
souffrances, et soyez averti de ne jamais livrer votre
pauvre intérieur sans défense à des douleurs et à des
indignités semblables. — Cependant mes malheurs ne
m'empêchaient pas de compatir aux autres, comme je
l'ai dit plus haut, et, à leur touchant appel, je repris
l'exercice de mes devoirs, non toutefois sans chagrin
pour le passé, ni sans défiance pour l'avenir.

Quelque temps après cet épisode de mon existence, il survint un évènement qui, s'il n'eut pas d'autre
avantage, eut au moins celui d'une diversion complète
à mes ennuis ordinaires. Lecteur, *je devins amoureux !*
Or, je vous prie de ne pas rire de cet aveu ; et permettez-moi de vous dire qu'un estomac a un cœur, et même un cœur très tendre (1) (a). Le pire de l'affaire, c'est

(1) Un cœur « par métonymie » trope que notre auteur est forcé d'employer constamment.

(a) Nous ajouterons que l'orifice supérieur de l'estomac s'appelant Car-
dia, nom grec du cœur, notre dit auteur est bien en droit de dire qu'il
possède cet organe. Ne disons-nous pas aussi : « avoir le cœur au ventre?»

Il y a aussi le verbe latin stomachari, s'impatienter, s'irriter. — Stoma-
chor omnia (Cicéron) ; tout m'irrite. C'est que l'estomac est situé près
de la région où les anciens plaçaient le siége des passions, et qu'ils appelaient le centre phrénique.

que, comme les grands potentats de la terre, je fus obligé d'engager mon affection à un objet que je n'avais jamais vu. Il est vrai que M. Brain me donna un aperçu de son portrait; mais le lecteur comprendra de suite, d'après la nature de ma position, que je n'étais pas susceptible de contemplation visuelle. Cet incident m'intéressa si vivement que je brûlais de rompre ma cloison costale pour jeter un coup-d'œil sur la dame. Toutefois comme ce procédé aurait été nuisible et injurieux aux autres, je restai, comme Pyrame, assis derrière ma muraille, sans même y avoir la faveur d'une fente pour regarder Thisbé ! Je découvris bientôt que la demoiselle, cause de cette commotion interne (car il n'y avait pas une seule partie du corps qui n'en subît l'influence d'une manière ou d'une autre), je découvris, dis-je, que cette demoiselle n'était ni plus ni moins que la fille d'un marchand bonnetier, demeurant près de l'université.

Je crains que cette déclaration ne fasse évanouir le peu d'intérêt que quelque belle lectrice aurait d'ailleurs pu prendre à ma narration ; mais je suis obligé d'adhérer strictement à la vérité. J'aurais voulu de tout mon cœur pouvoir introduire une héroïne dans ces simples et véridiques mémoires ; mais, hélas ! celle à qui mon maître prodiguait sa tendresse, vendait des bas et des cravates, et ses aspirations psychologiques ne s'élevaient pas au-dessus du commerce de la mousseline et du calicot ! En ma qualité de principal représentant d'une longue lignée d'estomacs, jadis de Sternum Hall, et maintenant d'Eaton Moor, je ressentis personnellement l'abaissement, la dérogation d'une alliance avec une famille qui ne pouvait ajouter qu'un bas à la *jarretière* ornant déjà notre écusson. Quoiqu'il en soit, ma passion était sincère, ou peut-être il serait mieux de dire notre passion ; car bien que je fusse assez disposé à prendre pour moi tout le mérite de cet amour, alors que j'en croyais l'objet capable de jeter de l'éclat sur notre race, cependant l'information acquise sur l'origine douteuse de la personne ne m'empêcha pas de désirer partager, comme en effet je le fis, les affections de la structure mouvante et pensante dans laquelle j'étais enfermé (1). En restant au pluriel donc, notre passion était sincère ; et ce perpétuel fabricant de soupirs, M. Poumon, se mit plus que jamais à ventiller la flamme d'amour. Mon étroite proximité de son courant d'air n'était rien moins qu'agréable : — une résidence près d'une paire de soufflets, alors même qu'ils travaillent pour la cause de Cupidon, n'est pas très enviable. Ajoutez à cela que ma nourriture restait constamment indigérée dans mon intérieur comme un morceau de dumpling dur et compacte ; car j'étais si absorbé par des sensations toutes nouvelles pour moi, que je négligeais la routine ordinaire de mes devoirs.

Le plus mauvais de l'affaire c'est que l'amour métamorphosa mon gentleman en poëte, pas moins que cela; et bientôt ses sentences sortirent de ses lèvres en rhytmes cadencés. Ce résultat ordinaire de l'amour sur les

---

(1) Ceci nous paraît être de la candeur toute gratuite, et sent fortement l'affectation.

êtres humains est vraiment curieux ! Est-ce que la somme anticipée de leur bonheur ne peut être additionnée qu'en nombres (poétiques) ? " Murmurer en nombre " (a) est une expression commune que je croyais jusqu'alors ne s'appliquer qu'à Messieurs de la finance. Quoiqu'il en soit, voilà mon bon maître tout-à-coup changé en buveur d'eau à la fontaine castalienne, et en une sorte d'animal herbivore broutant les gazons du Parnasse. Qu'y a-t-il dans l'amour, je le demande encore, qui puisse produire cet état étrange ? Touche-t-il certaines clefs de la nature de l'homme, et le transforme-t-il en instrument quasi-musical ? Mais il ne joue qu'un duo égoïste dont son absorbante passion est l'unique thème. Pour moi, c'est tout un mystère ; et peut-être aurais-je pu envisager la chose d'une autre manière. Seulement il arriva que j'étais constamment réveillé au milieu de la nuit, et que je me trouvais parcourant rapidement la chambre de long en large, mon maniaque récitant tout le temps ses stances amoureuses, ou très incommodément pressé contre le bord d'une table, pendant qu'il exhibait sa folie sous une autre forme, en griffonnant des bouts rimés, ou quelque chose ne valant guère mieux, je suppose, car je n'en puis juger. Concevez combien je fus outré par ces perturbations nocturnes ; il semblait vraiment que le destin prit plaisir à m'insulter et à me nuire. Puis, pour varier ces amusements, il se mettait à chanter, oui, à chanter pendant les premières heures du jour. Ce dernier

(a) *To lisp in numbers :* pour les financiers, c'est balbutier des chiffres.

grief, que mes plus proches voisins ne ressentaient pas moins vivement que moi-même, éveilla en moi des sentiments du plus profond mépris.

Une nuit, alors que nous aurions tous dû reposer en sûreté dans les bras du Dieu couronné de pavots, mon turbulent gentleman donna essor à son exubérante sensibilité sous la forme d'un chant, qu'on aurait aisément reconnu pour l'une des plus délicieuses mélodies de Moore. Je crois que le poëme en fut assez agréablement noté pour la voix, et passablement bien accompagné sur le piano ; mais je n'ai point d'oreilles pour la musique. D'ailleurs le bruissement de ce soufflet, appartenant à un certain organe, est toujours trop près de moi pour que je sois capable d'apprécier ce qu'il peut y avoir de mélodieux dans la voix humaine. Pourtant les veilles continuelles m'avaient tellement exaspéré que, pour ma récréation particulière, je composai ce qui suit :

LE POÈTE ET L'ESTOMAC.

Quand la froide nuit au sommeil
Doucement nous enchaîne,
Lui souvent se démène,
Son amoureuse veine
Le tenant en éveil ;
Et au pâle flambeau qu'allume le phosphore,
Saisit plume, encrier, rime jusqu'à l'aurore.
Tandis qu'ainsi,
Sans nul souci
De mon repos, il se livre à sa muse ;

Moi, qui suis étranger au poétique émoi,
Je me tiens coi,
Soupire et muse.

———

Quand la froide nuit au sommeil
Doucement nous enchaine,
Lui souvent se démène,
Son amoureuse veine
Le tenant en éveil ;
Et au pâle flambeau qu'allume le phosphore,
Saisit plume, encrier, rime jusqu'à l'aurore.

———

Ces morceaux délicats
De mes meilleurs repas
Tournés en bile amère ;
Ces moments précieux
Follement gaspillés par un maître ennuyeux,
Tout cela m'exaspère,
Provoquant le dépit
Qui me tourmente.—
Oui, c'est avec raison que l'estomac maudit
Tous ces vers qu'à minuit
Un vain délire enfante.—

———

Quand la froide nuit au sommeil, etc. (a)

Après avoir composé ce qu'on vient de lire, je me sen-

(a) Nous avons essayé la traduction libre, seulement de la plus courte des quatre pièces de vers du volume. Les deux dernières, sensées écrites par le Monsieur, suivent de près celles-ci, et sont intitulées : *Columbine May-day*, et *Love's Astronomy*. Nous les avons omises ainsi que la prose qui les accompagne.

tis l'esprit plus à l'aise ; et j'ai la vanité de croire que ce petit essai surpassa les efforts abortifs de mon maître. Je me rappelle quelques-unes de ses misérables effusions ; et j'en parle au lecteur pour avertir quiconque en aurait besoin que, pendant qu'il croit déclamer au vent ses balivernes poétiques, il peut se trouver là un estomac qui écoute tout, avec le mépris sur les lèvres, et la rancune dans le cœur. Les circonstances étaient celles-ci : — Il arrivait maintes fois que, après nous être retirés pour la nuit, au lieu de dormir, nous nous retournions et agitions dans notre lit (et tous les amoureux témoigneront de la fréquence de la chose), pendant que les cloches, les coqs et les watchmen se chargeaient à l'envie de nous dire les heures. Oui, le sommeil avait été effectivement banni de chez nous par le petit dieu ailé, et le vieux Morphée n'osait approcher ses pavots de la torche brillante de l'autre. J'admets qu'il était peut-être inutile de rester au lit pour y être ballotté sur une mer d'insomnie ; mais au moins j'y avais chaud, j'étais content et confortable; n'importe, il fallait déloger ; l'allumette chimique évoquait là lumière ; on nous jetait sur le dos une robe de chambre bien chaude ; on se rendait au cabinet adjacent (rappelez-vous que nous occupions des chambres de l'université); on ranimait le feu à demi éteint dans la grille, et nous nous asseyions à une table couverte de ces innocentes causes de ma misère — les matériaux pour écrire.

L'œil d'un poëte peut rouler dans sa tête en proie à un délire fort beau ; mais son estomac, pendant ces élucubrations, est dans une situation fort différente, et sa frénésie est d'une toute autre espèce.

Les excentricités du poëte prennent aussi une forme toute particulière à lui. Ses inspirations semblent jaillir d'une antithèse perpétuelle entre les choses telles qu'elles sont, et les choses qu'il décrit. Sous une douche, une matinée d'hiver, il chanterait probablement les délices de l'édredon ; une autre fois, étendu sur une couche molle, il déclamerait sur le glorieux et fortifiant plaisir d'une course à pied, avant déjeuner, par une vive gelée. Dans la pauvreté (condition normale de tous les poëtes), ils peignent les délices de l'abondance ; et quand ils sont dans l'affluence (état rare et anormal chez eux), ils louent les vertus qui fleurissent sur le roc stérile de l'indigence.

En voilà assez sur ces détails, d'une nature domestique et confidentielle, auxquels j'ai pu condescendre de m'arrêter un instant à cause de l'évidente influence des diverses passions sur ma destinée, sans qu'on puisse m'accuser d'avoir dérogé à la dignité de l'histoire.

Je reprends le fil de ma narration. Les conséquences de toutes ces veilles et autres malencontres auraient pu être sérieuses, sans l'heureuse diversion d'un voyage. Il était temps ; le corps entier était lugubrement émacié. Or, mon voisin d'en haut ayant pris son degré de bachelier (anglicé B. A.), nous partîmes pour le Rhin ; puisqu'on prétend qu'un voyage est le seul remède contre les ravages de la tendre passion, appelée ainsi, je suppose, de ce que ses victimes sont ordinairement si complètement attendries par une sorte de cuisson (a). A

(a) *Thoroughly donc ;* il y a là dans l'original un jeu de mots intraduisible en français d'une manière satisfaisante, *donc,* participe de *to do,*

propos de ceci, je dois dire que l'une de mes particularités c'est une aversion intense pour tout mets mal cuit.
En vérité, j'ai toujours envisagé ce sujet sous un point
de vue très sérieux, et j'exprimais ma répugnance avec
tant d'énergie, que généralement mon maître la respectait. Le *mouton* non cuit est simplement du *sheep* (a). Il
en est de même de nos autres provisions de boucherie.
La nature, j'en suis bien certain, n'a jamais entendu que
la partie animale ou charnue de nos aliments fût mangée autrement que bien cuite, d'autant plus que les matériaux crus ne sont jamais aussi bien appropriés à
notre organisation, au point de vue de leur assimilation,
que lorsqu'ils ont été chimiquement modifiés par l'action du feu, et que leurs principes azotés, coagulés par
la chaleur, deviennent ainsi l'élément le plus précieux
de notre nourriture (1). Quoiqu'il en soit, tout ce que je

faire, signifie culinairement parlant, cuit : *to do meat*, cuir de la viande ;
under done, peu cuit, (une côtelette saignante est *under done*) ; *over done*
fort cuit. Dans notre texte, *done* paraît signifier attendri par la cuisson,
comme nous l'avons traduit littéralement. On dit aussi quelquefois *I am
done !* je suis perdu ; — je suis cuit !

(a) Il y a ici une opposition de mots qui ne peut être comprise que de
ceux qui ont quelque connaissance de l'anglais. Le bœuf, le veau, le
mouton vivants ont, dans cette langue, des noms d'origine saxone : *ox*
(bœuf), *calf* (veau), *sheep* (mouton). Ces animaux tués ont emprunté
leurs noms, comme aliments, au Français-Normand : beef (du bœuf), veal
(du veau, vieux français veel), mutton (du mouton). — W. Scott, dans un
de ses romans, tire de ce fait, établi après la conquête, certaine induction
satirique à notre endroit. Nous pourrions dire de notre côté que les conquérants de l'Angleterre. nos aïeux, ou se réservaient ces mots généreux, ou
en ont popularisé et étendu l'usage au milieu des Anglais, leur imposant
les noms de la langue du vainqueur.

(1) L'azote, ou nitrogène, est l'un des deux gaz constituant, par leur
mélange, l'air que nous respirons. — Les vues de notre ami s'appuient

puis dire, c'est qu'aucun raisonnement n'a jamais pu
vaincre mon horreur de la viande rouge, dont les sucs
d'une entière crudité sont appelés par les gens simplement du « gravy, » mais que ma sincérité indignée
s'obstine à appeler du sang ; et toutes les fois que j'entendais, dans un café, un individu demander son beef-
steak saignant, ou se plaindre que le rôti ait trop vu le
feu, je remerciais la Providence de ne m'avoir point
logé dans l'intérieur de ce particulier-là. C'est exactement d'après ce principe qu'une personne pourrait rendre grâces au ciel de n'être point née parmi les Anthro-
pophages. La sarcophagie, soit dit en passant (on ne me
trouverait pas assez érudit, et mon autorité en souffri-
rait, si je n'introduisais parfois dans mon discours
quelque nom grec), la sarcophagie (1), dis-je, avec l'ac-

sur les données de la chimie animale de Liebig, mais son assertion, trop
absolue, est chaudement contestée par l'exemple de nos athlètes du pugilat,
nos boxeurs, les rameurs de nos régates, etc., hommes à la digestion puissante, qui préfèrent habituellement les viandes peu cuites, et témoignent
de la salubrité fortifiante de celle-ci. — Nous devons nous rappeler que
notre auteur est d'une constitution délicate et sensitive, et que ses répu-
gnances ont peut-être leur principale source dans son imagination.

(1) Sarcophagie ou l'action de manger de la chair (a).

(a) Notons le mot sarcophage, qui signifie littéralement carnivore. —
« Ce nom fut donné aussi à une espèce particulière de pierre à chaux
qu'on tirait d'Assos en Troade, et qui avait la propriété remarquable de
consumer, dans l'espace de quarante jours, la chair et même, à l'exception
des dents, les os d'un corps que l'on y renfermait (Plin. H. N. XXXVI 27).
A cause de cette propriété, on l'employait en grande quantité pour faire
des cercueils, quand on enterrait le corps tout entier sans le brûler; et par
suite on en vint à se servir de ce mot dans un sens général pour toute espèce de cercueil. » (Antiq. Rom. et Grecq., par Anthony Rich, trad. de M.
Chéruel). On se sert aussi vulgairement de ce mot pour désigner la repré-
sentation d'un tombeau, dans le sens de cénotaphe. —On appelait encore
sarcophages, en chirurgie, certains caustiques qui brûlent ou mangent les
chairs. — Les sarcophages les plus incessamment actifs, ce sont les vers de
nos cercueils !

compagnement nécessaire de ce carmin fluide, le sang,
établit une affinité très étroite entre nous et ces Messieurs très décriés de nos antipodes, lesquels manifestent
leur soumission au précepte de la charité par une manière particulière de *s'aimer les uns les autres.* « Oh ! je
pourrais vous manger ; cet enfant est gentil à cro-
quer, » ce sont des expressions du colloque affectueux
usitées dans les cercles de la civilisation la plus raffinée.
Or, il y a une ligne très délicate de démarcation entre la
pratique de la chose, et son désir simplement exprimé ;
de sorte que par ce mode d'argument il est possible de
prouver que certaines gens sont des cannibales. Cette
forme de logique est fort en vogue dans le monde médical et ailleurs (1).

Mais revenons de cette digression. — Je suis maintenant sur les bords du Rhin, et j'aimerais à dire quelque
chose de ses aspects divers et du paysage, d'autant plus
que je ne les ai jamais vus. Mais le sujet, je crains, est
usé ; ainsi, par pur scrupule de conscience, je m'abstiendrai de mettre à contribution ma puissance d'invention,
et me contenterai de déclarer que ce changement de régime m'allait parfaitement bien. Je fus seulement une fois
révolté par l'administration d'un morceau de jambon
cru, que je m'empressai de rejeter avec un vigoureux
dédain. Les vins légers du Rhin me procurèrent d'abord
quelques malaises, dont je ne fis pas mystère ; ce qui
me valut la substitution d'un vin plus généreux appelé,

<hr>

(1) Nous ne pouvons que déplorer ces divagations inutiles de notre auteur, qui aime à lancer les traits de sa satyre sur des choses étrangères à
son sujet.

pour abréger, *Asmanhaüser*. En somme je vivais très agréablement, ayant toujours été, malgré mon sexe, ami de la variété. A ce propos, laissez-moi vous dire (car je ne laisse jamais échapper l'occasion d'instruire les autres) que les puissances assimilatrices préfèrent grandement la variété de nourriture, et que peu de choses sont plus malsaines et plus dégoûtantes que ces monceaux d'une seule sorte de viande, comme on nous les sert dans cette chère vieille Angleterre (1).

La légèreté de l'air me rendait aussi très joyeux ; car l'air a toujours eu une grande influence sur mes sensations et sur ma santé, par l'intermédiaire du sang qu'il purifie, grâce à l'intervention bienveillante de mes voisins, les poumons. Au milieu de tous ces changements de scènes et de pays, nous n'avions cependant pas oublié notre passion pour la belle bonnetière, et plus d'un verre de « Liebfrauenmilch » (nom très approprié) (2) fut vidé en son honneur.

Passant en Suisse, les petits vins du pays me changèrent presque en une burette au vinaigre, et je fus enchanté quand, revenant sur nos pas, nous franchîmes la frontière à Kehl. Après avoir diné à l'excellente table d'hôte de l'hôtel de France, à Strasbourg, je fus régalé pour la première fois d'un Bourgogne tellement déli-

---

(1) « L'homme ne peut vivre et prospérer que par une alimentation analogue à lui-même : non qu'il soit composé de pain, de viande, de vin, d'alcool, et de légumes, mais les principes immédiats de ces substances servent à remplacer ce que son système a perdu. — (Voyez Liébig, Théorie de la vie).

(2) Littéralement « Lait de la dame bien-aimée. »

cieux, que si j'avais eu des lèvres je les aurais léchées
par sympathie pour celles de la bouche. En tout cas, je
manifestai si cordialement mon approbation que j'en
absorbai *un peu* trop, et que j'envoyai, par un messager,
une coupe de l'excédant à M. Brain, lequel se comporta
d'une manière si extraordinaire, et inspira à tout l'individu de si étranges façons d'agir, qu'en vérité je fus
honteux de toute cette affaire. Je n'ose réellement pas
vous dire tout ce qui arriva ; mais le lendemain matin,
me sentant très mal, je suggérai la nécessité de potations
moins fortes à l'avenir. Je suis heureux de pouvoir
affirmer que l'avis fut écouté ; car mon maître n'avait
pas oublié ses ennuis du collége. Si les gens répon-
daient avec plus d'alacrité et de bonne volonté à chaque
petit avertissement que j'envoie en haut, ils agiraient
infiniment à leur profit, et, partant, au mien ; or, je
demande ici qu'on ne me confonde en aucune manière
avec ce gredin fallacieux, ce vieux pécheur à peine
digne du toit qui le recouvre, M. Palais.

Nous allâmes ensuite résider à Paris, et dans cette ca-
pitale je fus l'objet de quelques attentions délicates. On
me conduisait d'ordinaire aux restaurants de premier
ordre, et je dinai souvent en compagnie de plusieurs
jeunes Français, bons vivants, attachés à quelque administration publique, et dont les salaires mesquins
offraient un frappant contraste avec leurs dépenses. Ils
s'entendaient parfaitement à commander un bon dîner ;
et si je me rappelais la note exacte de ce qui composait quelque gala particulier, je l'insérerais ici, simplement pour l'avantage de ceux de nos compatriotes qui

parcourent la CARTE d'un restaurant français, d'un air fort embarrassé, comme s'ils étudiaient le *cherokee* ou les caractères cunéiformes.

Je remarque avec une certaine surprise que, malgré la réputation de M. John Bull d'être un grand glouton, les Français dépensent sans façon bien plus d'argent que nous pour leur dîner. On voit des individus ne pas regarder à se mettre en frais de cinq ou vingt francs, pour leur principal repas, c'est-à-dire d'autant, ou plus de francs, qu'on les aurait supposés capables de dépenser de sous, de sorte qu'avec un substantiel déjeûner au milieu du jour, un dîner fin à sept heures, café, liqueurs, cigares, glaces, sorbets, comme accessoires gastronomiques, avec peut-être un plat de plouviers et une bouteille de champagne à minuit, un gentleman Français peut prétendre, aussi bien qu'un Anglais, au titre d'amateur des bonnes choses de cette vie. — Et puis, le gourmet gallique est un artiste ; chaque plat est en rapport chromatique avec le précédent; chaque condiment a un objet spécial bien étudié, et chaque bouteille de vin est en harmonie ou en discordance avec les entremets particuliers auxquels elle est destinée à s'associer (1). Il ne m'appartient pas de décrire le système culinaire anglais; pourtant quand je me figure cette énorme pièce de bœuf parbouilli, avec des dumplings flottant dans une mixture grasse et salée, entourée de carottes rougissantes de dégoût, et de navets pâles d'effroi, je ne puis me défendre d'une sorte de frisson intérieur, et de

(1) Un ou plusieurs verres de liqueur doivent être pris après le café. Les Epicuriens français les dénomment et les classent ainsi :— 1, chasse, 2, rincette, 3, surrincette, 4, gloria.

comparaisons peu favorables à la gastronomie anglaise. Le sens de la vue, et quelquefois celui de l'odorat avaient beau se plaindre ; qu'étaient leurs griefs auprès des miens ? Par Hercule, quelle besogne était la mienne ?

· Comme s'il ne nous devait rien arriver que d'agréable à Paris, quelle rencontre, croyez-vous, que nous fîmes au Louvre ? — Celle du bonnetier de Bridgecam, et de son aimable fille. Je reçus la première intimation du fait par un mouvement accéléré du cœur, dont j'éprouvai le contre-coup, et j'entendis bientôt une voix s'écrier ; « Oh ! papa, voilà Mr... » Le papa, j'imagine, s'éloignait à la hâte avec la pauvre tremblante tourterelle ; mais mon propriétaire, sans songer aux conséquences, obéit à l'impulsion du moment, et j'avoue que les serrements de mains, les paroles entrecoupées, les aimables quiproquos, et les questions incohérentes, avec les réponses à l'avenant, me divertirent grandement. Pour couper court, nous fûmes invités à la maison, ou plutôt au logement du papa, rue des Comédiens, le cœur encore tout trémoussé. La vérité, à laquelle j'ai juré de rendre toujours hommage, me force de confesser que, lorsque le vieux Monsieur tourna le dos, je sentis un doux estomac féminin mollement pressé contre moi, en même temps que plus haut s'échappait des lèvres une nouvelle protestation d'attachement mutuel. Tout cela était très-bien et très-agréable, mais ne compensait nullement pour moi la privation de mon dîner ; et je pris soin d'assurer ma revanche, si cette injustice se répétait. C'est ce qui arriva bientôt, et tandis que les heures glissaient inaperçues dans un doux échange

de sentiments réciproques d'estime et de fidélité, je
fus, comme de raison, encore négligé et oublié. Ceci me
rendit très morose, et imprima à mes vues et à mes opinions sur les choses en général une teinte malsaine et
mélancolique. Aussi me mettant, dans ces circonstances,
à sécréter certains acides morbides, je communiquai mes
dégoûts à tout le système, et produisis tant d'irritation
qu'une querelle s'éleva entre le couple, et, pour la seconde fois, ils furent sur le point de se séparer. Mon con-
seil aux amoureux est, en conséquence, qu'ils doivent
prendre soin de leur estomac, car son influence est plus
grande qu'on ne s'imagine ; et je suis tout-à-fait convaincu que beaucoup plus de mariages ont été rompus à
l'occasion de ce respectable organe, que pour toute autre
cause. C'est fort bien d'invoquer, pour rester célibataire,
des motifs de prudence, la nécessité dispendieuse de tenir un équipage, d'avoir des domestiques, etc., etc. ;
mais la vérité est que le dérangement des fonctions digestives rend les hommes et les femmes pétulants, sus-
ceptibles, soupçonneux, difficiles, et engendre une foule
de misères de tout genre dont on rend faussement le
cerveau ou le foie responsables. Les anciens se trom-
paient en plaçant dans ce dernier organe le siége de
leurs sentiments affectueux ; et les modernes n'ont pas
moins tort en mettant l'amour au compte du cœur. —
L'Estomac est la source réelle de cette sublime passion,
et cet aveu me gonfle d'un orgueil légitime et d'une satisfaction intime. (1.)

(1) Paracelse exalte « l'archée » de la même manière, et croyait que

Ayant recouvré éventuellement ma bonne humeur, nos amoureux firent la paix et prirent le parti de se marier. Ici finit tout le roman de cet épisode. C'est Schiller (1), je crois, qui déclare que la partie psychologique de l'amour commence avec le premier soupir, et finit avec le premier baiser. Je *pourrais* en dire beaucoup sur ce sujet, et redresser M. Schiller, aussi bien que beaucoup d'auteurs qui se sont mêlés d'en discourir ; mais j'ai, pour garder le silence, certaines raisons qui ont leur valeur.

Peu de temps après notre union (évènement à la suite duquel, j'ai à peine besoin de le dire, je ne fus plus ennuyé d'effusions poétiques), nous reportâmes nos pas vers le foyer domestique. Le brouillard, bien entendu, nous accueillit sur le sol de la vieille Angleterre ; et comme il y en avait un, quand je la quittai, j'imagine qu'il était resté en possession de la cité tout le temps que nous vécûmes sous le ciel bleu du continent. Ce qui nous attendait de plus agréable, à notre arrivée, fut une terrible explosion d'indignation de la part de nos amis, pour avoir contracté une alliance si fort au-dessous de nous ; mais comme le mal était fait, nous nous courbâmes sous l'orage, et nous nous établîmes dans la vie respectable du mariage.

son siège était dans l'estomac, aussi bien que celui d'une âme sensitive (*sentient soul*). — Van Helmont auquel (considérant l'époque où il vivait) la médecine eut tant d'obligations, professait une semblable doctrine, et il déclare que, par la vertu de « l'archée,» l'homme était uni aux génies et aux esprits.

(1) En vain avons-nous parcouru les ouvrages de cet auteur pour y trouver ceci. — l'Editeur des *Notes et Queries* voudrait-il nous renseigner ?

Cet état, je dois l'admettre, m'allait à ravir ; et je crois que cette période de ma vie en aurait été la plus heureuse, sans le changement incessant de nos cuisinières.

Aussitôt qu'une de ces pourvoyeuses de nos appétits arrivait à faire un plat particulier à mon entière satisfaction, à ce moment on était sûr de découvrir qu'elle traitait d'une manière trop hospitalière quelque policeman de service, et on la renvoyait en conséquence ; une autre prenait congé à la française, c'est-à-dire sortait quand elle voulait ; une autre était trop jolie, ou bien elle affectionnait trop le contenu du cellier de son maître : une quatrième se montrait trop généreuse pour ses cousins dans les «*Cold stream-guards.*» D'une manière ou d'une autre, quelque chose venait toujours à clocher au point culminant de la perfection relative. Je regardais ces grandes prêtresses de la cuisine comme mes bons ou mauvais génies tout spéciaux, et je crois à l'incisive justesse du proverbe: « Dieu nous a envoyé la viande, et le diable les cuisinières. » Je doute seulement d'une chose, à savoir si, après avoir été congédiées de famille en famille, le complaisant Pluton les reprend à son service. S'il en est ainsi, je ne puis m'étonner de la terreur très naturelle que tout le monde manifeste à l'idée d'un séjour, même temporaire, dans le Tartare.

Il y avait encore un autre inconvénient dont je souffrais, — c'est la disparité des goûts entre notre jeune épouse et moi-même. Elle, pauvre, délicat estomac, était incapable de jouir des plats plus sérieux d'un solide ordinaire ; de sorte qu'on me persuadait, par des

caresses, d'ingurgirter des friandises et d'insipides pota-
ges que j'abhorrais. Mais enfin, cela n'arrivait qu'à l'occasion, et, je l'affirme de nouveau, je trouvais la vie
matrimoniale favorable à ma santé et à mon confort.

Sur ces entrefaites, notre beau-père était devenu un
grand personnage de la cité. Il était déjà membre de la
corporation, et avec le temps il avait la chance probable
d'atteindre le sommet de son ambition, le trône civique,
c'est-à-dire la dignité de Lord Maire. Entre lui et mon
entière personne, l'homme vivant et pensant, dans l'intérieur duquel j'étais claquemuré, il n'y avait jamais eu
cette cordialité parfaite qui doit exister entre parents
et alliés (1) ; car les goûts de mon maître, tournés vers
les arts et la littérature, répugnaient instinctivement
à l'esprit du père de sa femme. Tous ces beaux
sentiments qui s'épanchent sur le papier, et trouvent
leur refuge dans les livres, ne s'accorderont jamais avec
les professions dont la poursuite de l'argent est le but,
et qui mettent en jeu des facultés toutes différentes.
Cela est très naturel, et ne doit fournir matière à con-
damnation pour aucune des deux parties ; seulement le
dédain que M. Ledger (a) manifeste pour ce pauvre
M. Bookworm, prend quelquefois une forme qui ap-
proche du ridicule. Ces antipathies entre le père de
notre femme et le mari de celle-ci n'avaient pas assez
d'intensité pour détruire l'aménité des rapports de

(1) Qui devrait exister ; mais trop souvent il n'en est rien, et — « acer-
rima proximorum odia ».

(a) Ledger, grand livre : Bookworm, « ver à Bouquins »; l'un le commer-
çant, l'autre le lettré.

famille, et nos bombances civiques furent très nombreuses. Ma conviction est que si je n'avais jamais passé les limites de (a) Temple-Bar, je serais maintenant de dix ans plus jeune ; mais, pour le présent, ma constitution est minée, et menace, non d'explosion, mais d'effondrement.

C'est étonnant de quelle masse de choses disparates les membres de notre famille peuvent supporter d'être bourrées. Quant à moi, j'étais un véritable dromadaire pour le poids que je pouvais porter ; et, bien que je pensasse souvent que la dernière bouchée me ferait crever d'une manière ou d'une autre, tout cela se trouvait logé, par le tassement, comme des voyageurs serrés dans un omnibus. Je ne veux pas dire que je ne grommelais jamais ; car, comme l'animal sus-nommé, j'avais un grognement pour chaque paquet que je trouvais trop lourd ; tout ce que je gagnais pour ma peine, c'était un coup d'éperon ou d'aiguillon sous la forme d'un verre de rack — assez agréable, mais malsaine liqueur, — laquelle avait d'abord pour effet de me stimuler à l'action, comme un coup de fouet sur une mule endormie. Je ne manquais jamais de bouder après, et mon énergie perdait plus à cette sorte de flagellation qu'elle n'y gagnait.

Maintenant que j'ai vieilli et blanchi au service, je ne puis que déplorer la folie de mon maître obstiné à éperonner ainsi une monture de bonne volonté par ces constantes applications d'alcool. Celles-ci contribuaient

(a) Barrière ou porte de la cité de Londres.

bien plus à me détraquer que la surcharge d'aliments, et elles affectaient en haut **M. Head** de manière à me faire croire qu'il ne jouissait plus de sa raison. Permettez-moi de vous le dire, quand il se trouve un fou au dernier étage de la maison, il ne fait pas beau jeu pour les autres logeurs. La familiarité engendre le mépris, et ce proverbe s'applique spécialement aux estomacs. D'abord ces petites doses de liqueur stimulèrent et accrurent mon énergie, jusqu'à ce que j'en vinsse à m'accoutumer à leurs effets incendiaires : alors on me les envoya plus fortes et plus fréquentes. Au bout d'un certain temps je refusai net de travailler sans le coup de fouet spiritueux, et le mal prit de telles proportions que mon maître était presque devenu un fieffé ivrogne. Il fut préservé de ce malheur par un docteur hydropathique ; mais il faillit mourir tout d'abord pour prix de ce retour aux lois de l'hygiène. Aquarius n'y allait pas de main morte, et au lieu de m'amener doucement et graduellement à son régime débilitant, il retrancha tout d'un coup ma ration d'eau-de-vie. La conséquence fut que, par une réaction soudaine, je retombai presque dans une inertie absolue, et je puis m'imaginer tout ce que mon entourage eut à en souffrir. A la fin un traitement plus prudent me rendit lentement mes forces, sans que je pusse recouvrer toutefois mon ancienne vigueur; et, au moindre dérangement, je soupirais derechef après la hazarde alcoolique, et menaçais une rechute.

Le temps s'écoulait cependant, et **M. Hosier** (a), notre

(a) Hosier, en anglais, signifie Bonnetier.

beau-père, s'étant élevé à la dignité de Lord Maire,
après avoir honorablement occupé le siége de premier
magistrat de la cité, alla rejoindre ses aïeux, et laissa
à sa fille, la femme de mon maître, un gros héritage.
Je vis alors ceux qui avaient blamé le plus haut notre
mésalliance, être les premiers à nous faire leurs civilités,
et à nous envoyer leurs compliments de condoléance
dans les termes les plus polis et les plus aimables. —
Cette nouvelle bonne fortune tourna tout à mon profit ;
car je n'avais qu'à exprimer un désir pour le voir satisfait. Toutefois une insurmontable envie de revenir à ma
vieille flamme, l'eau-de-vie, se montrait de temps en
temps. J'ai raison de croire que cette inclination per-
verse causait à mon maître une profonde anxiété ; mais
comme c'était un homme d'un caractère assez décidé, il
chercha un refuge et une sorte de contre-excitation
dans les discussions théologiques, se jetant dans le
tourbillon de certaines disputes qui faisaient rage en ce
moment parmi les sectes religieuses. Cette phase de sa
vie fut marquée par tant de haine et de passion farou-
ches, que l'état d'exaltation spirituelle, existant en
haut-lieu, mit un frein à mes appétits pour les *spiri-*
tueux ; d'après ce principe, je suppose qu'un poison
en chasse un autre (1). Il est à peine besoin de dire
que la religion n'avait au fond rien à faire avec tout
cela ; mais ils se servaient de son nom, et combattaient
sous une fausse bannière qu'ils avaient peinte des belles
couleurs de la sienne.

(1) Hippocrate pensait différemment. Il dit : *ta enantia ton enantion
estin iêmata.* Les contraires sont les remèdes des contraires.

Tant d'acrimonie bilieuse, tant de mauvais vouloir, d'ignorance, de superstition et de bigoterie caractérisait ces disputes, qu'un estomac lui-même, ordinairement indifférent à ces matières-là, en éprouvait du dégoût et du chagrin.— Cela dura quelque temps. A la fin, cependant, les flots des mauvaises passions s'appaisèrent de notre côté, et le jugement naturellement sain de mon maître, prenant le desssus, lui montra la folie de sa conduite anti-chrétienne.

Historien véridique, je suis obligé de raconter toutes ces alternatives, tous ces changements dans notre constitution. Car quelque peu d'importance que ces choses puissent avoir à un point de vue ordinaire ; cependant, en considérant l'étroite connexion qui me lie aux occurrences sus-mentionnées, la particularité de ma position, tout à la fois comme écrivain, commentateur, acteur et viscère, on verra jaillir de tous ces faits — au moins, je le pense — un intérêt indépendant du simple récit.

Je dois me hâter d'en finir ; pourtant, je remplirais mal la tâche que je me suis imposée si, avant de prendre congé du lecteur, je ne m'efforçais de lui communiquer, aussi brièvement que possible, les connaissances que je possède sur les moyens de conserver, par mon entremise, le corps tout entier en santé et bien-être, afin que, lorsque l'auteur souverain de la vie nous retirera celle-ci, le souvenir des faveurs passées parle éloquemment à notre cœur, et que la reconnaissance et l'amour puissent détacher doucement l'esprit de ce corps avec lequel il composait la merveille de notre existence terrestre.

On reconnaîtra, d'après la narration précédente, que

j'ai passé par les vicissitudes communes de la vie, et que si ma carrière n'a point connu ces péripéties ex-traordinaires qui charment les amateurs de romans, cependant j'ai joui des agréments de la variété. J'ai eu, pour ainsi dire, le gras et le maigre des choses qui se consomment, salubres ou insalubres, vivant quelque-fois comme un coq de combat (a), et quelquefois comme un moineau de Londres. Les tortures de la famine, je ne les ai jamais connues ; mais qu'elles doivent être affreuses, si j'en juge par les angoisses que me firent éprouver les oublis passagers de mon maitre, lorsqu'il courtisait sa belle, angoisses que je n'oublierai jamais. En vérité, les riches de la terre, ces intendants de la Providence, tiennent d'elle un office d'une responsabilité terrible ; et quand les derniers comptes seront rendus—cette famine en face de l'affluence, ce contraste hideux et choquant, ne sera-t-il pas le principal grief à la charge du mauvais riche, ce débiteur de Dieu ? Au reste, je n'avais nulle idée du sombre spectre de la faim au-delà de ces petits retards de mes repas auxquels j'ai fait allusion ; et les légères irrégularités de ma pitance con-cernaient plus la qualité que la quantité des ali-ments

J'ai diné dans des gargotes dont les effluves, s'échap-pant à travers les grilles des cuisines souterraines, me soulevèrent le cœur avant de manger, et me rendirent malade tout le jour suivant. J'ai joui de la vie dans quelques-uns des premiers clubs de Londres ; j'ai fait

(a) C'est-à-dire nourri pour les jeux du *Cock-pit* où les Anglais font battre des coqs.

bombance dans plusieurs des meilleurs restaurants de
l'Europe ; j'ai descendu dans les hypocaustes de Fleet-
Street, et diné dans des tavernes, véritables cavernes,
où je me prenais à désirer être à cent milles au loin,
lorsqu'on découvrait sur la table l'éternel roast-beef ;
j'ai été glorieusement régalé à la table d'hôte des premiers hôtels de Londres et de nos villes d'eaux, où les
garçons sont de beaux messieurs qui vous servent avec
un air de condescendance magnifique à voir, qui glissent
sans bruit, comme de vrais disciples d'Harpocrate, sur
le tapis doublé des parquets (ils devraient, en vérité,
porter des roses à leur boutonnière) (1) ; qui, avec leur
cravate blanche comme la neige, ont l'apparence de
gentlemen loués pour dire les grâces — qui n'accepte-
ront rien au-dessous d'une pièce d'argent pour leur pour-
boire, mais ne trouveront pas au-dessous de leur dignité, dans le service de ceux qui les emploient, de vous
donner fausse mesure sur votre vin. Quant à cette dernière liqueur, j'en ai eu de toutes les espèces, depuis le

(1) Sachant que les paroles de notre auteur ont constamment un double
sens, exprimé ou sous-entendu, je n'ai pas voulu voir dans cette allusion à la rose un simple désir que les garçons d'hôtel décorassent leurs
personnes, et je pense que la note suivante jettera quelque lumière sur
ce sujet : « La rose était considérée par les anciens comme un emblême
du silence, cette fleur ayant été dédiée par Cupidon à Harpocrate, le
dieu du silence, pour l'engager à ne pas révéler les actions de Vénus, sa
mère ; d'où l'usage de suspendre une rose au-dessus de la table des festins, pour signifier que rien de ce qui s'y disait ne devait jamais être
divulgué. L'Épigramme latine dit :

> Est rosa flos Veneris, cujus quo facta laterent,
>   Harpocrati, matris dona, dicavit amor.
> Inde rosam mensis hospes suspendit amicis,
> Conviva ut sub eâ dicta tacenda sciat. »

Johannisberg, au cachet d'or, et au Sherry appelé
« Per Alta, » si je me rappelle bien, à quatre guinées la
bouteille, jusqu'au pauvre Marsala, à neuf pence l'humble demi-pinte. Les vins doux, mais peu corsés de l'Italie ; les vins aigrelets de la Suisse ; les vins légers, mais
aromatiques du Rhin et de la Moselle ; les vins généreux de France, et spécialement le rubis de Bourgogne,
qui a reçu les baisers du soleil ; les vins puissants de
l'Espagne ; ceux astringents du Portugal, sans omettre
les fortes boissons du Nouveau Monde : tous ces vins, il
a été dans ma destinée de leur donner asile tour-à-tour,
et je puis dire avec vérité que j'ai fait de mon mieux
pour recevoir chacun d'eux avec cet intérêt amical et
cet accueil chaleureux qu'un estomac anglais a le privilège de savoir montrer à tous les hôtes qui lui arrivent
apportant des climats lointains une recommandation
respectable.

Franchement, je crois pouvoir affirmer que je connais toutes les nuances chromatiques du goût, depuis
les notes délicates et sublimes de l'alto, jusqu'à celles
plus robustes, mais moins savoureuses, de la basse, et
nonobstant cette masse hétérogène de substances qui se
présentaient à ma cour, je me serais à peine trouvé plus
mal de leur introduction (en exceptant toutefois certaines adultérations abominables (1), s'il n'y avait eu

(1) En 1851, le nombre de pipes de vin importées était de 217 inférieur à celui de 1788 ; la population de Londres ayant plus que doublé
dans l'intervalle ! Il est à peine nécessaire de dire quelle part le frelatement doit avoir eue à cette diminution croissante.

La fabrication des vins, sans l'intervention du jus de raisin, est devece maudit esprit appelé « eau de feu » par les pauvres indiens qu'il avait aidé à exterminer. Ce démon n'eût pas plus tôt franchi le seuil de ma porte que tout alla de travers ; mais il avait un tel pouvoir de fascination que je me sentais toujours charmé par sa présence, et plus il me visitait, plus je faisais cas de sa société. Comme de raison il y avait une multitude de choses secondaires, de la nature des comestibles, lesquelles prenaient leur place entre le bon, le mauvais, et l'indifférent, de même que les vins et les articles ordinaires de la consommation quotidienne, tels que le café, le thé, la bière, le cacao, le chocolat, « *et hoc genus omne ;* » et ces substances, lorsqu'elles étaient de bonne qualité, ce qui, je regrette de le dire, se trouvait être rarement le cas, étaient toutes reçues par moi de la manière la plus polie, réception qu'elles méritaient bien, en vérité, pour leur mérite intrinsèque et pour le bénéfice que j'en retirais.

nue une science à part ; et quoique la chimie ait prêté son concours à ce système néfaste, elle s'est trouvée être elle-même témoin à charge, en fournissant par ses analyses les moyens de conviction. Un bon vin de Porto, « sentant son fruit, » se fait souvent de la manière suivante : — Vin de damson (a), 11 gallons ; eau-de-vie, 5 gallons ; cidre, 36 gallons ; vin de sureau, 11 gallons. Il n'y a, dans tout cela, rien de nuisible à la santé ; mais on a souvent recours aux sels de cuivre et à l'huile d'amandes amères (deux poisons), le premier, pour donner une saveur astringente, le second un parfum. L'extrémité des bouchons est habituellement trempée dans une décoction de bois du Brésil, additionnée d'alun, pour leur donner l'apparence de l'âge, et faire croire à l'ancienneté du vin. Ceux qui sont curieux de connaître par quels moyens ce vaste système de sophistication alimentaire est poursuivi, doivent consulter la *Lancette* sur ce sujet, ou plutôt un très remarquable article du n° de janvier 1859 du *New Quarterly Review*, intitulé « Falsification de la nourriture. »

(a) Fait avec des prunes de damas. *Damson* contracté de *damascene*.

Incontestablement, les estomacs ont tous leur idiosyncrasie particulière ; et je ne prétends pas me donner comme une autorité sur toutes les questions diététiques. Mais il est certaines doctrines qu'un principe d'obstination qui m'est propre ne me permettra jamais d'abandonner. Ces points de doctrine, objets d'une conviction inébranlable, se peuvent résumer en un petit nombre de règles. — La première, c'est la MODÉRATION ; avec elle, comme avec une arme, vous pouvez défier les docteurs. Secondement, si, par hasard vous avez dû sacrifier à l'autel d'Epicure avec un peu trop de dévotion, tout ce que je vous demande, c'est de me donner du REPOS, afin que je puisse profiter de cette grande et belle loi du « VIS MEDICATRIX NATURÆ, » laquelle se trouve être une si grande amie de l'adepte d'Esculape, que, en dépit même de ses drogues, il retire tout le crédit et tout l'honneur des opérations de la nature. En troisième lieu, quand vous souffrez, ne recourez jamais à ces médecins qui prescrivent de larges doses, car ils ne connaissent pas plus le *modus operandi* du plus simple remède qu'une taupe ne connait l'astronomie. Ils savent, il est vrai, que certains médicaments ont certains effets, tels que les purgatifs drastiques, les opiacés, ceux qui agissent sur la peau, sur les tissus glandulaires, etc., etc. ; mais ils sont profondément ignorants (et ils en conviennent) du principe et du mode d'action de ces substances (1).

(1) Il a paru dernièrement un essai élaboré, de M. F. W. Headland, auquel a été décerné la médaille d'or du prix Fothergill, dans lequel l'auteur traite de l'action des remèdes sur le système. L'ouvrage entier

Les questions les plus puériles peuvent embarrasser le plus savant Hippocrate. Pourquoi l'opium, par ex-

est un grand *exposé* de la complète ignorance à l'étranger (a), du *modus operandi* des médicaments. L'auteur a-t-il lui-même répandu quelque lumière sur ce point de la science, ou sa thèse n'est-elle simplement qu'une ingénieuse série *d'hypothèses?* C'est ce qu'il ne nous appartient pas de décider. Mais on ne peut contester les vues libérales et la parfaite droiture de M. Headland. Dans son introduction, il dit : — « Je suis conduit à attacher beaucoup d'importance aux difficultés qui environnent toute recherche sur le mode d'opérer des agents pharmaceutiques, parce que j'y trouve une excuse pour l'insuffisance manifeste de l'esquisse que je suis sur le point de tracer. J'en trouve une également dans les sophismes et les méprises, aussi bien sur les faits que dans le raisonnement, dont les écrivains nos prédécesseurs se sont rendus coupables. On en a la meilleure preuve dans leurs dissidences. *Sur aucun sujet, peut-être, les hommes de science n'ont autant varié que sur la théorie de l'action des médicaments.* »

Plus loin, il ajoute : — « La plupart des auteurs ont groupé ensemble les remèdes d'après les résultats bruts qu'ils produisaient. Ils ne s'informent pas de la manière d'agir, de la conduite, pour ainsi dire, de telle ou telle substance après son entrée dans l'économie. Ils ne se demandent pas davantage si cette action est spécialement dirigée vers quelque organe ou tissu, mais ils jugent, sur le témoignage des faits extérieurs apparents, de son effet ultime sur le corps, et sur les forces de la vie (b).

Ce prétendu paradoxe, *plus nous savons, plus nous voyons que nous ne savons rien,* reçoit ici une triomphante confirmation ; mais des ouvrages comme celui-là ont ce grand avantage : — s'ils ne nous démontrent pas ce qui est vrai, ils contribuent beaucoup à exposer ce qui est faux ; et la méthode la plus sûre d'arriver à d'importantes découvertes, est de fermer soigneusement les sentiers que nous savons conduire à l'erreur.

(a) Singulière présomption, toute britannique. On ignore chez les Anglais, ou on ignorait peut-être, quand ce livre a été écrit, les travaux importants de thérapeutique qui ont signalé en France les progrès récents de l'art de guérir, travaux marqués au coin d'une observation rigoureuse, où se sont distingués les Magendie, les Trousseau, les Pidoux, les Gubler, etc. La routine empirique, au contraire, règne encore dans les prescriptions de beaucoup de praticiens anglais, quelque élégamment formulées que soient leurs prescriptions latines, et quoique beaucoup des drogues, simples ou composées de leur pharmacopée, soient mieux préparées que les nôtres.

(b) Cette critique est vague, mal fondée et exagérée ; — rien n'est

emple, agit-il d'une manière diamétralement opposée
sur deux constitutions différentes ? Pour l'un il est un
sédatif, et pour l'autre un excitant. L'expérience a fait
connaître certains spécifiques, c'est-à-dire les effets
produits par l'administration de certaines drogues contre des affections spéciales ; et sur ces données, quel système satisfaisant a-t-on établi ? Pourquoi la morsure
d'un cobra tue-t-elle un homme ? Qu'est-ce que l'Hydrophobie ? Pourquoi l'écorce du Pérou, dans la plupart
des cas, guérit-elle la fièvre intermittente ? Pourquoi le
mercure produit-il la salivation ? Pourquoi l'iode agit-il
sur les glandes ? Dites-nous même pourquoi les sels
d'Epsom sont cathartiques ? La faculté entière est en
querelle sur beaucoup des plus simples questions en médecine. De même qu'avant sir Isaac Newton les gens
voyaient tomber les pommes sur le sol sans en savoir la
raison, ainsi les médecins ont reconnu certains phénomènes ou résultats patents à tous les yeux, sans en connaître le pourquoi et le comment, lesquels sont pour eux

mieux établi maintenant que l'action élective de beaucoup de médicaments sur tel organe ou tissu.— Les progrès de la physiologie, normale et
pathologique, en Angleterre, au reste, aussi bien que sur le continent,
l'observation clinique plus exacte et aidée des autres sciences physiques,
tout cela permet d'apprécier mieux les résultats ultérieurs aussi bien que
les effets immédiats.— L'empirisme ancien considérait la maladie comme
un être concret et indépendant, au lieu d'y voir un acte physiologique
dévié de son état normal, lequel précède très-souvent la lésion matérielle. Quant à la cause essentielle et intime de l'action des médicaments,
elle nous échappera toujours, comme celle de tous les phénomènes acces-
sibles à nos sens.— Et cette science est-elle bien nécessaire ? Dieu ne nous
permet pas de pénétrer dans le secret de ses œuvres au-delà de ce qu'il
nous est utile de connaître , et dans ces limites, nous avons encore à ap-
prendre beaucoup plus que nous ne savons.

de vrais mystères d'Eleusis. Je suis bien loin, humble
estomac que je suis, d'attacher le moindre degré de cul-
pabilité à ce genre d'ignorance. Les ressorts subtils et
cachés des opérations de la nature dans notre corps dé-
fieront toujours les efforts scrutateurs de l'homme, jusqu'à ce que la découverte de quelque grand principe (1)
(comme celle de la circulation du sang) donne la clef de
connaissances plus avancées et plus progressives, et cela
ne peut venir que du système d'observation patiente et
d'expérimentation que recommandait Bacon avec ins-
tance, et qui est reconnu plus que jamais l'unique méthode pour faire avancer la science.

Il n'est pas téméraire de croire que le microscope est
l'instrument par lequel des découvertes d'une vaste
importance se produiront dans un prochain avenir, et
que ses résultats pour la science seront aussi utiles, si-
non aussi grandioses, que ceux que l'on doit au télescope.
La résolution des nébuleuses dans les mondes lointains
du système de l'univers n'est pas plus merveilleuse que
les secrets que nous peut révéler encore l'inspection mi-
nutieuse de la matière. Les maxima et les minima ont
des royaumes à explorer, les uns aussi riches que les
autres, car la science s'arrête moins au volume qu'aux
combinaisons. Je le répète donc : loin de moi, modeste

(1) Quel profit la science n'a-t-elle pas tiré de la recherche après l'impossible ! Les essais de transmutation des métaux, la poursuite de la
pierre philosophale ont valu à nos connaissances quelques-uns de leurs
plus précieux accroissements. Faraday insiste toujours sur la nécessité
des expériences. « Si vous ne trouvez pas ce dont vous avez besoin, dit-
il, vous trouverez peut-être quelque chose d'une plus grande valeur. »

estomac, la présomption de blamer une profession toute
entière, pour ne pas connaître les secrets les plus profonds de la nature ; mais un estomac a le droit im-
prescriptible de trouver mauvais qu'elle rende ses ora-
cles dans les ténèbres, et qu'elle mette le sceau de son
autorité à des doctrines qui feraient injure au créa-
teur. Un estomac la condamne pour inonder les gens
de drogues et de nostrums, prescrits en hiéroglyphes
dignes tout au plus des tablettes de quelque astrologue
du vieux temps.

Est-ce que la nécessité du gain est au fond de tout
cela ? le devons-nous aux inconvénients qui résultent de
ce que l'on ne permet pas au praticien vulgaire (a)
(*General Practitioner*) de recevoir des honoraires pour
ses visites ? D'autre part existerait-il entre le médecin
et le « pharmaceutical-chemist » un pacte tacite, si
compliqué et si mêlé aux intérêts de l'un et de l'autre,
qu'une réforme médicale fût impossible ? Nos praticiens
de premier ordre sont peut-être, à tout prendre, la
classe de citoyens la plus humaine (abstraction faite de
leurs médecines, bien entendu), et la plus utile qui
existe. La nature de leurs études affranchit leurs es-

(a) Le *General Practitioner*, ou l'*Apothecary*, en Angleterre, dans la
province surtout, est tout à la fois médecin et pharmacien. Il tient boutique de drogues, prépare et dispense à ses malades ses propres prescriptions, et ne peut se faire payer que celles-ci. De là un abus ancien dont se
plaignent les Anglais eux-mêmes, et qui a provoqué un commencement
de réforme, à savoir la multiplicité ridicule, souvent préjudiciable aux
malades, des médicaments (il y en a pour le matin, le milieu du jour et
le soir) prescrits sans discernement, et pour augmenter les profits du
praticien moins médecin qu'*apothicaire*.

prits ; et malgré les obscurités au milieu desquelles ils
tatonnent, en ce qui concerne la *matière médicale*, ils
s'initient nécessairement aux mystères des sciences collatérales, et acquièrent un degré d'instruction qui rend
leur compagnie la plus agréable du monde. Ajoutez-y
que les affligés de corps et d'esprit doivent toujours en
appeler à eux comme à leurs meilleurs amis et leurs
vrais conseillers (1). Il n'y a point d'hommes ayant des
vues plus libérales, partant plus disposés à reconnaître
les imperfections de leur art ; il n'en est point d'aussi
empressés à assister les malheureux, ou d'aussi insou-
cieux de leur juste rémunération, quand un être digne
de compassion se rencontre sur leur chemin. Mais lorsqu'ils s'asseoient à leur bureau pour griffonner avec
complaisance des formules puisées dans ce livre qu'on
appelle la Pharmacopée, l'or imaginaire du magicien se
change alors, comme dans la fable, en feuilles mortes.
Ces rangées de fioles, avec les étiquettes funèbres autour de leurs goulots, ressemblent aux vases mystérieux dont les prêtres d'Isis devaient garnir les réduits
les plus secrets de leurs temples, pour en imposer au
vulgaire ou au sceptique. Mais en ces temps éclairés,

(1) Des hommes comme le Dr Billing, de Park-lane, le Dr Basham,
attaché à l'hôpital de Westminster, le regretté M. Lawrence, de Brigh-
ton, et beaucoup d'autres, constituent, pour notre espèce, un groupe de
bienfaiteurs aussi réels qu'aucune autre classe d'hommes existants. Leur
connaissance du cœur humain, leur compassion pour l'humaine nature,
donnent à leurs avis si sympathiques un caractère tout à la fois de sa-
gesse et de sincérité. Quelles révélations la salle d'hôpital et le grabat du
pauvre ne pourraient-ils pas fournir, alors que le médecin est si souvent,
par nécessité, en même temps le guérisseur du corps, le consolateur reli-
gieux, et même le conseiller légal !

quand elles nous sont offertes par la main d'hommes
réellement bons et instruits, de pareilles choses deviennent un travestissement de la science, à la fois dange-
reux et humiliant.

La règle que je recommande ensuite à l'attention du
valétudinaire, c'est le CHOIX judicieux du RÉGIME à
suivre ; et soyez assuré que je suis l'autorité naturelle
à consulter sur ce sujet. La RÉGULARITÉ des repas
est un autre point essentiel, car je puis travailler avec
beaucoup de vigueur quand je suis appelé à le faire à
des intervalles fixes, et convenablement espacés.
L'EXERCICE est encore une condition *sine quâ non* ;
la machine entière s'embarrasse et s'engorge, à moins
qu'une salutaire dépense ne soit produite dans le système par la marche ou l'équitation.

J'ai toutefois en horreur l'excès de fatigue, puisque
alors mon attention est distraite de mes devoirs particuliers.

La MASTICATION est un autre item d'une haute importance dans mon économie, et les organes dentaires
peuvent être considérés comme les pointes de cette
merveilleuse meule intérieure qui n'est mise en jeu, ni
par le vent ni par l'eau. Ce procédé préliminaire de
broyer l'aliment et de le mêler avec la salive, est pour
moi l'objet d'un intérêt profond; car mon travail propre
est considérablement accru ou diminué selon que cette
bienfaisante opération est bien ou mal exécutée. Mieux
les dents remplissent leur rôle, meilleure est mon humeur pendant la digestion ; ainsi soyez avertis, vous
tous qui engloutissez voracement votre nourriture, et

qui, en agissant ainsi, vous faites une provision de glaires et d'aigreurs (1).

La règle diététique que je désire ensuite qu'on observe, c'est de NE JAMAIS DINER SEUL. J'ai beaucoup de plaisir à écouter la conversation pendant le repas ; car,

(1) Le début de la digestion dépend beaucoup de l'énergie nerveuse, laquelle peut être considérablement augmentée par les circonstances extérieures. Aussitôt que l'aliment est avalé, il se change en une sorte de pulpe appelé chyme, et ce changement est dû à l'action électrique de la huitième paire de nerfs, laquelle décomposant le sel presque toujours mêlé à l'aliment, soit naturellement, soit plus généralement d'une manière artificielle, l'acide chlorydrique est mis en liberté, et dissout la masse. Or, la raison pour laquelle il est nuisible à la santé de manger solitairement un repas pesant comme le dîner, c'est que cette solitude nous livre aux pensées sérieuses, au détriment de l'énergie des nerfs qui président à l'assimilation nutritive. C'est ainsi que de mauvaises nouvelles nous ôtent l'appétit, que les bonnes au contraire aiguisent. Voilà pourquoi encore les hommes d'habitudes sédentaires souffrent si souvent après manger, et pourquoi la fatigue corporelle, immédiatement avant le repas, est si injurieuse à la santé. La force nerveuse ne peut se mettre pleinement à l'œuvre en deux endroits à la fois ; ainsi, quand vous êtes sur le point de manger, il vaut mieux la concentrer dans les régions digestives. Le sel commun est positivement nécessaire, quoique, s'il est pris en excès, l'excès d'acide chlorydrique produit devra nuire (a). Le scorbut est engendré par la consommation exagérée de viande salée ; et le jus de citron est alors un remède spécifique. Cela ne peut-il pas venir de ce que l'acide favorise l'action galvanique des nerfs sus-mentionnés, et assiste ainsi la digestion ? — Sûrement cette hypothèse, si grossière qu'elle puisse paraître, est au moins digne de l'attention du médecin.

(a) Quant au scorbut, c'est la privation des aliments frais (viandes, légumes, pain), et l'influence prolongée de l'air marin qui le produisent dans les navires, plutôt que l'usage des chairs salées, toutes les fois que le séjour à la mer se prolonge plus de six mois, sans relations avec la terre. On voit survenir le scorbut, plus ou moins tôt, selon les dispositions des hommes et les conditions hygiéniques du navire, quelle que soit d'ailleurs l'alimentation. Lorsque le scorbut a plus spécialement cette cause, il suffit que les malades soient débarqués ; ils guérissent en quelque semaines, sans médicaments, tout en continuant à recevoir les mêmes rations de biscuits, *viande salée*, fèves, pois, thé, café, etc.

par ce moyen, je me mets *au courant* des nouvelles du
jour, et j'ai une idée de la marche du monde. L'usage
de lire des journaux et des feuilles périodiques, quelque légères et amusantes que soient ces lectures, ne
supplée pas à la conversation pendant le temps consacré aux repas ; et rien n'est plus provoquant, plus
tentalisant, pour un estomac d'une nature inquisitive,
que d'être forcé de travailler pendant qu'on lui refuse
d'être aussi le récipient des nouvelles dont s'imbibe et
se pénètre son seigneur et maitre.

A l'occasion, pendant le dîner, je me sentais soudainement secoué par un piètre éclat de rire, sans savoir
de quelle plaisanterie il s'agissait, tandis que si la chose
avait eu lieu dans le cours d'une conversation, j'aurais
pris part à l'hilarité commune, et rendu cette *cachinna-
tion* cordiale et réelle. Je n'aime pas un rire sournois,
à moitié honteux de lui-même; mais donnez-moi une
bonne et robuste octave de notes joyeuses. Même un
sourire franc et de bon aloi répand une sorte de lumière
dans mon intérieur, et me réchauffe comme un cordial.
Bref, la bonne humeur, la joie conviviale font mes délices; et si les docteurs *exigeaient* que leurs patients et
invalides dînassent en société, au lieu de leur donner
ces éternelles drogues, vous verriez la dyspepsie s'enfuir
sur ses ailes de chauve-souris.

Que diront mes amis, et le monde en général, si je me
permets d'affirmer que, une vie passée dans l'habitude du
bon vouloir envers les autres, dans une attention judi-
cieuse à observer tout ce qui règle le gouvernement moral de l'homme, exerce l'influence la plus remarquable

sur un humble individu comme moi. Le corps humain,
est un tel faisceau de sympathies variées, que la chose
est parfaitement vraie. Je n'entends point parler d'un
soin du corps purement égoïste, et d'une régularité
de vie suggérée simplement par des motifs de prudence prévoyante ; mais je veux dire que j'agis en harmonie sympathique avec ces inspirations, et ces facultés
plus élevées qui distinguent, des natures communes, une
nature hautement douée. Une explication de ce principe, sous tous ses aspects, entraînerait à des discussions
tout à la fois physiologiques et psychologiques; et comme
l'office de sermoneur de l'humanité n'est pas dans le
rôle qui m'a été assigné, je m'abstiendrai d'infliger au
lecteur l'ennui d'une digression sur des matières obs-
cures. Je puis dire ceci, toutefois, c'est que l'estomac
d'une vache digère d'une manière particulière, laquelle
est admirablement adaptée aux besoins d'une vache; un
gésier remplit la fonction masticatoire, ou triturante,
dans la tribu des oiseaux presque toute entière. L'appareil digestif du boa constricteur, dont le travail est si
lent et si puissant en même temps, est excellemment approprié à cet aimable animal; et l'intérieur de beaucoup
d'insectes est aussi compliqué que leur mode de vie
est varié, et délicatement calculé pour leur servir sur la
terre, dans l'air, ou dans l'eau. Or, l'estomac d'un être
humain est également conforme à la nature de l'homme,
et plus ses facultés intellectuelles sont élevées, plus
délicate et plus sensible est son organisation intérieure.
La structure du corps est, comme de raison, la même
chez tous les hommes. Les organes digestifs d'un Hot-

tentot et ceux de Sir Isaac Newton présenteraient une conformation identique. Mais le consensus des énergies nerveuses marque ici la subtile différence. J'affirme donc de nouveau que le moral agit sur le physique, et vice versa, par les plus délicates sympathies et les lois les plus admirables.

Les préceptes nécessaires au maintien du corps en santé se résument donc ainsi : MODÉRATION ; MASTICA-TION ; CHOIX SOIGNEUX des ALIMENTS ; RÉGULARITÉ ; EXERCICE ; SOCIÉTÉ AUX REPAS ; FUITE DES REMÈDES ; et dans les cas d'indisposition, suite de l'infraction de ces règles, le REPOS et un RÉGIME STRICT.

Des avis si simples ressemblent à des *truismes*, portant avec eux leur évidence ; mais pourquoi les néglige-t-on si constamment ? La plus grande partie des maux est occasionnée par des erreurs dans le régime. Et quoi-qu'il existe des maladies héréditaires dans lesquelles je ne suis absolument pour rien, mais qui sont uniquement dues à mes ancêtres, cependant ces maladies elles-mê-mes peuvent être mitigées, et dans le cours d'une ou deux générations complètement déracinées, par une at-tention scrupuleuse à tout ce qui passe des lèvres à l'in-térieur. Dès que les composés quelconques sont ingérés, le système aura à s'en débarrasser d'une manière ou d'une autre ; or, concevez combien de maux on évite-rait, si les gens voulaient réfléchir à ce simple fait. La santé influe directement ou indirectement sur les actions de l'homme, aussi bien que sur le ton et le mode de sa pensée ; ses idées, exprimées par le langage, sont au-tant de semences ailées, qu'il sème pendant sa vie, pour germeretcroîtreau détriment ou au profitde ceux qui les recueilleront. L'homme ne doit jamais oublier, non plus, qu'il est un anneau (on en peut même dire autant du plus petit atome de matière) de cette immense chaîne qui s'étend du passé le plus reculé au futur illimitable, et qu'il contribue pour sa part à donner leur forme et leur caractère aux êtres à venir, comme il a lui-même reçu son être et ses idées de ceux qui l'ont précédé. La création est un tout; et l'homme ne peut savoir si son esprit n'est pas prédestiné à habiter un de ces mondes lointains qui, vus de notre planète, nous apparaissent comme de petites étincelles dans la vaste étendue de l'éther. Il est possible qu'ici-bas il prépare, en quelque sorte qu'il façonne, son sort futur dans l'un de ces mondes, et le premier comme le plus impératif de ses devoirs est de suivre les suggestions de la raison, et, par la modération et la discipline, de développer ses facultés intellectuelles, morales et physiques. La santé est donc un trésor qu'il n'a pas le droit de dissiper en prodigue, ou de gaspiller ; il la tient en fidéi-commis, comme sa propre existence. Dans les siècles passés, quand la science cherchait à sortir de ses langes entre les mains des astrologues et des alchimistes, ceux-ci avaient une si haute idée du principe vital de l'homme, qu'ils plaçaient la matière animale sur le même trône que son esprit et son âme (a).

Il existe des membres de ma famille dont la nature est si vigoureuse et si robuste que les règles ordinaires

(a) Sur toutes ces questions, il est permis à un estomac de ne pas savoir *digérer* le faux du vrai.

semblent à peine s'appliquer à eux. A ceux-là je dis : allez et prospérez ; mais il y a des brisants sur votre route, et prenez garde de ne pas faire naufrage sur l'alcool. Votre vigueur même vous invitera à passer du petit verre inoffensif à de plus larges doses, jusqu'à ce qu'à la fin votre puissance digestive ne soit plus en vous, mais dans vos bouteilles et vos flacons.

Au risque de paraître traiter un sujet au-dessous de l'attention du commun des lecteurs, je prendrai congé d'eux en soumettant à leur considération un petit tableau diététique approprié aux besoins de mes frères de toutes les classes, mais surtout de ceux auxquels je m'adresse spécialement : à savoir les friands et les difficiles. Dans mon exquisse d'un petit dîner on peut trouver à objecter qu'il serait impossible à la moitié des gens de se procurer les délicatesses dont je parle. A · ceux-là je n'ai à répondre que ceci : choisissez, parmi mes " règles ", celles qui conviennent à votre inclination et à votre bourse.

Je parle aussi d'une tranche de roast-beef ou d'aloyau, malgré les anathèmes lancés par moi contre les grosses pièces de tout genre ; mais je ne faisais allusion qu'à leur disgracieux abus, alors que, servies seules, elles forçaient le repas à n'être composé que de ces énormes quartiers de viande. L'un de ces jours les gens de Londres s'apercevront, je l'espère, qu'il y aurait tout profit à établir, dans leurs clubs et leurs tavernes, une table-d'hôte où l'on trouverait réunis, à un prix modéré, les avantages de la variété des mets et de la conversation. Mais pour couper court à ces digressions, voici ce que j'ai l'honneur de proposer :

RÈGLES SPÉCIALES ET PRATIQUES

DE LA

COUR DE SANTÉ.

I. Levez-vous suffisamment matin, et faites vos ablutions sur tout le corps avec de l'eau tiède. Essuyez-vous bien sec, et frictionnez-vous vivement à devenir rouge comme un homard bouilli ; marchez ensuite d'un pas gaillard pendant une demi-heure (1). Si l'estomac crie la

(1) Il est à peine nécessaire de rappeler la fonction importante de la peau. Le mécanisme intérieur a un grand surcroît de labour à subir, lorsqu'on permet aux pores du tégument externe de s'oblitérer partiellement, faute de bains et de frictions (a).

(a) Nous ajoutons à cette note, pour la compléter, l'extrait suivant de l'ouvrage du Prof. Erasmus Wilson, intitulé : « *Healthy Skin* » etc. (*Traité populaire sur l'hygiène de la peau et des cheveux, 4me édit.* Londres 1858, pages 42-3). « Pris séparément, le petit tube perspiratoire, avec la glande qui y est attachée, n'est pas de nature à éveiller dans l'esprit une grande idée du système auquel il appartient ; mais si l'on prend en considération le vaste nombre d'organes semblables composant ce système, on est conduit à se faire une idée, si imparfaite qu'elle soit, de leur influence probable sur la santé et le bien-être de l'individu. Je me sers à dessein des mots « idée imparfaite », car la réalité surpasse ce qu'on pourrait imaginer et même croire. Pour arriver à quelque chose comme une estimation de la valeur du système perspiratoire (ou transpiratoire) dans ses rapports avec le reste de l'organisme, je comptai le nombre des pores perspiratoires sur la paume de la main; et j'en trouvai 3528 dans un pouce carré. Or, chacun de ces pores étant l'ouverture d'un petit tube d'environ un quart de pouce de longueur, il s'ensuit que, dans un pouce carré de peau de la paume de la main, il existe une longueur de tube égale à 882 pouces, ou 73 1/2 pieds. Certainement une étendue de *drainage* de soixante-treize pieds par chaque pouce carré de peau, en la prenant comme la moyenne pour tout le corps, c'est quelque chose de merveilleux, et l'esprit se demande naturellement : qu'arriverait-il si ce drainage, cette voie d'épuration, était obstruée ? Avons-nous besoin d'un plus fort argu-

faim, grignotez un biscuit sec dans votre promenade.

ment pour inculquer la nécessité d'une attention scrupuleuse aux fonctions de la peau ?

Sur la pulpe des doigts, où les lignes papillaires de la couche sensible du derme sont un peu plus petites qu'à la paume de la main, le nombre de pores par pouce carré excédait un peu celui de la paume ; et sur le talon, où la différence susdite est encore plus marquée, le nombre de pores par pouce carré était de 2268, et la longueur des tubes (mis bout à bout) de 567 pouces, ou 47 pieds. Pour obtenir une estimation de la longueur tubaire du système perspiratoire de toute la surface du corps, je pense que le chiffre 2800 pourrait être pris comme une juste moyenne du nombre de pores par pouce carré, et 700, par conséquent, comme le nombre de pouces en longueur. OR, LE NOMBRE DE POUCES CARRÉS DE LA SURFACE D'UN HOMME DE TAILLE ET DE VOLUME ORDINAIRES EST 2500[*] ; LE NOMBRE DE PORES EST DONC DE 7,000,000, ET LE NOMBRE DE POUCES DE TUBE PERSPIRATOIRE, 1,750,000, C'EST-A-DIRE 155,833 PIEDS OU 48,600 YARDS, OU PRESQUE VINGT-HUIT MILES. [†] — (a).

Le système perspiratoire de la peau est un des canaux ordinaires par lesquels l'excès d'eau est soustrait au sang, et, en remplissant ce but, la fonction perspiratoire devient la régulatrice de la température du corps. En santé, la transpiration a toujours lieu, même dans l'état passif du corps, et s'échappe sous la forme d'une imperceptible vapeur, qui est conséquemment appelée *transpiration insensible*. Elle est aussi, mais à un faible degré, une voie d'exhalation de l'acide carbonique, et même d'absorption d'oxigène.

[*] Haller estime l'étendue de la surface du corps à quinze pieds carrés c'est-à-dire à 2160 pouces.

[†] Pour le lecteur médical, il peut être nécessaire d'expliquer que le système sébipare est compris avec celui des glandes perspiratoires et de leurs tubes dans ce calcul. Je me suis assuré, d'une manière incontestable, que le système sébipare est l'appareil perspiratoire de la plus grande partie du corps, les vraies glandes perspiratoires (sudoripares et leurs tubes ou conduits) ne se trouvant que dans certaines parties. Donc, le calcul que j'ai fait sur ces données doit être considéré comme tombant plutôt en deçà qu'au delà de la vérité.

(a). Le « yard », qui est de trois pieds anglais (le pied anglais est plus court que l'ancien pied français), représente environ 915 millimètres. — Cette différence ne peut guère diminuer l'étonnement que les faits ci-dessus doivent produire.

N.B. Celui qui peut supporter un bain froid, et éprouve à la suite une prompte réaction de chaleur, celui-là n'a pas à s'inquiéter sur sa santé.

II. — Prenez pour déjeûner une grande tasse d'infusion de thé noir, avec beaucoup de lait, et très peu de sucre ; le café est plus échauffant, mais extrêmement sain, s'il est fait à la française, c'est-à-dire, si une petite quantité de la vraie essence de café est coupée de bon lait bouillant, de manière à avoir trois parties de lait et une partie de café. Le cacao et le chocolat peuvent être pris, si on y a goût, et pourvu qu'ils ne produisent pas d'éructations ; mais l'huile concrète (beurre de cacao) qu'ils contiennent, est pour moi difficile à digérer. Le thé noir fort est en général mon breuvage favori.—Un petit pain français (*french roll*) grillé, et qu'on a laissé refroidir, ou du pain bien fermenté et convenablement cuit, avec une tranche de jambon, sont les solides que j'approuve le mieux. Mais le déjeûner est le repas où l'on doit prendre le plus de liquides, jamais toutefois au-delà d'une pinte. Notez que si une personne a la force de manger un substantiel déjeûner, composé de différentes sortes de viande, comme ceux que mon expérience universitaire me rappelle, il ne s'en trouvera pas plus mal.

III. — Un léger lunch, au milieu du jour, me va bien ; car les absorbants ont aidé à la diffusion nutritive de mes recettes du matin. Une côtelette de mouton, ou un sandwich sans beurre ; un seul verre d'ale amère, ou un simple verre de sherry, peuvent et doivent être pris, car il est nécessaire d'éloigner une faim excessive jusqu'à un dîner un peu tardif. On a l'habitude de recommander aux invalides de dîner de bonne heure, et de ne pas souper tard ; mais cela équivaut à un lunch (second déjeûner) solide, et à un dîner reculé dans la soirée. Notez que si une personne péut jeûner, c'est-à-dire rester sans manger depuis le déjeûner jusqu'à six ou sept heures, sans éprouver le besoin de nourriture, il n'y a pas à s'inquiéter pour elle.

IV. — Avant tout, attrapez à la course, c'est-à-dire gagnez votre dîner ; ce repas, le principal de la journée, réclame toute votre attention, non pour satisfaire la gourmandise, mais pour adapter sa quantité et sa qualité à ma puissance pour le digérer. Comme je l'ai déjà dit, la variété est essentielle ; cependant il n'est pas bon de commencer par la *soupe*(1). Quand l'estomac est armé de pied en cap, et prêt au combat, il demande quelque chose qu'il puisse saisir, étreindre et prendre au grappin, pour ainsi dire, quelque chose de solide sur lequel il puisse exercer sa force, et il fait la grimace aux liquides. En premier lieu, donc, il aime un petit morceau de poisson bouilli, avec une petite quantité de beurre fondu, et quelques gouttes de sauce aux anchois (2). Après cela, il reçoit complaisamment un verre

(1) Si l'on en prend, elle doit être légère et composée de légumes. Après les soupes lourdes et épaisses, du roast-beef froid, avec une pomme de terre farineuse, est la meilleure seconde entrée.

(2). Si le beurre fondu n'est pas supporté (et l'anchois lui-même est considéré par quelques-uns comme gâtant la saveur du poisson), du « beurre aiguisé de moutarde, » avec un peu de poivre cayenne, sera un excellent substitut. L'homme robuste qui peut manger tout, et de n'importe quoi, avec impunité, rira de ces petits détails ; mais le lecteur est de rechef prié de se rappeler que cette partie du sujet de notre auteur n'est pas écrit pour ces fortunés mortels.

de sherry ; alors il est tout attention, ayant une oreille pour un peu de conversation agréable, en même temps qu'il a l'œil à ses devoirs. Ensuite il aimera une portion de quelques entremets français, pourvu qu'il ait été préparé par un adepte. Autour, ou à l'intérieur de ce plat, il pourra se trouver une agréable variété de légumes choisis et bien accommodés ; ou, si sa composition ne le permet pas, une simple purée de pommes de terre formera une couchedouce et molle, préparée pour recevoir ce mets friand, quand il arrivera à sa destination comme un passager de l'intérieur. Pas mal de pain, cuit de la veille, est-ce que notre estomac attend avec confiance à cette partie intéressante du repas; un autre verre de sherry, un rire franc, un petit *speech* où brille l'*humour*, ou quelque piquant on-dit, lui plairont alors beaucoup, et tout ira ainsi de la manière la plus satisfaisante. Le même estomac savourera ensuite une tranche ou deux d'aloyau, avec abondance de gravy (jus de rôti) ; et il se peut que l'addition d'un peu de céleri cuit à l'étuve, ou d'un artichaud de Jérusalem bien bouilli, reçoive son entière approbation. Vienne un autre verre de sherry, il l'accueillera à bras ouverts, avec un doux sourire, et commencera à se sentir extrêmement confortable.

Ici un court entr'acte a lieu, et la conversation devient animée et plaisante; c'est le moment pour l'homme sage de considérer si son bien-être intérieur n'a point atteint le point culminant, s'il croit qu'il en est ainsi, qu'il se dise : " arrête, c'est assez. " Mais s'il sent qu'il n'a pris qu'avec une discrète mesure de chaque plat jusque là servi, et qu'il a encore une petite niche qu'on puisse

judicieusement remplir, alors l'estomac, avec un sourire
caressant, se comportera de manière à recevoir cordialement une aiguillette ou deux de la poitrine d'un canard
sauvage, assaisonnées de quelques gouttes de jus de citron;— et n'oubliez jamais, à propos de cela, de prendre
un peu d'un acide quelconque avec votre diner (1). Au
lieu de ce plat de grâce l'estomac accepte avec courtoisie
la pâte et l'aile (non divorcées) d'une perdrix, assaisonnées de sauce au pain, pour adoucir les angoisses de
l'opération subie par la pauvre bête, quand on la décou-
pa Dans l'absence de cette aimable volatile, une bécasse
ou une bécassine la remplaceront admirablement, ou
même une tranche d'une poule faisane bien grasse
(quoique les chasseurs puissent en dire), ou un plouvier,
ou une caille dodue. — Il aime toutes ces choses ; mais
malheur à l'indiscret qui ose faire suivre ces mots, aussi
bienvenus qu'ils sont délicats, d'aucune espèce de pâtis-
serie quelconque (2). Le fromage lui-même sera dédai-
gné, et après un soupçon de céleri (ne l'avalez pas) pour

(1) Notre auteur insiste encore sur les acides, sans doute à cause de
leurs qualités antiseptiques, prouvées par leur action contre la fétidité de
l'haleine. On donne maintenant le jus de citron pour la goutte et le
rhumatisme.

(2) Une omelette soufflée est le seul plat sucré admissible après le gi-
bier ! — On pourrait ici serrer de près M. Stomach, et lui demander
s'il a même besoin de cela. S'il répond oui, dites-lui qu'il est comme
la louve du Dante :

    « Ha natura si malvagia e ria
     Che mai non empie la bramosa voglia,
     E dopo il pasto ha piu fame che pria »

(Elle a une nature si mauvaise et si méchante, que jamais sa convoitise
n'est satisfaite, et après être repue, elle a plus faim qu'auparavant).

éclaircir et parfumer le palais, il vaudra beaucoup mieux terminer ici la cérémonie. Ou si vous prenez tout juste un verre extra, comme épilogue de ce drame en trois actes, levez-vous de table sans dessert, et sans autre absorption de fluide vineux. Le fruit est excellent dans la saison, mais non après un repas copieux.

Notez : si un individu se sent léger et élastique dans ses mouvements, et disposé à une petite récréation joyeuse après un repas comme le précédent, il peut être délicatement constitué, mais, à coup-sûr, il n'y a pas d'inquiétude à avoir sur son compte.

V. — Supposons que vous n'êtes ni un *dîneur* des clubs, ni un fréquenteur de tavernes ; supposons en outre qu'il y a des dames à rejoindre au salon, oh ! heureux mortel, comptez avec impatience les moments qui vous retiennent dans la salle du banquet, caressant la bouteille à l'éternel détriment de mon pauvre individu, échappez-vous de la table aussitôt que vous pouvez, et ne rougissez pas de subir l'influence humanisante de la société des femmes. Car, laissez-moi vous le dire, toute la race des estomacs aime passionnément la musique du doux parler de ces dames. — Quant à moi, je ne digérais jamais si parfaitement à mon aise que lorsque, après un léger dîner, j'étais transporté au salon aussitôt que l'étiquette anglaise le permettait, et qu'on laissait descendre dans mon intérieur une tasse de moka sans lait. Pendant ce temps, l'aimable babil des langues féminines, ou un peu de musique (pas trop savante), une partie d'échecs ou de whist, ou quelque autre amusement sociable, occupaient agréablement la soirée, sans laisser place à l'ennui du moment, ou au remords du lendemain.

Où les jeunes gens de nos jours passent-ils habituellement leurs soirées? Quels sont leurs compagnons? Un
estomac *pourrait* répondre. Nos belles compatriotes, par
l'absence de toute formalité, ou par une gracieuse facilité à improviser des divertissements, comme nos aimables voisines le savent faire, encouragent-elles le sexe
rude à rechercher les récréations du logis et de la famille? Le ton froidement égoïste de la société de Londres, avec ses bals d'étiquette cérémonieuse, commen-
çant à onze heures; avec ses grands dîners officiels pleins
d'ostentation muette et froide, contribue-t-il, en aucune
manière, à suspendre au foyer *domestique* les guirlandes
et les fruits du plaisir honnête, propres à créer un at-
trait contraire, un contre-courant aux attractions malsaines, aux amusements coupables qui séduisent les jeunes hommes de la famille? (a) Quel sermon pourrait prê-
cher là-dessus un estomac s'il osait? Mais il en a dit
assez sur ce sujet pour prouver que la règle V n'est pas
une règle du tout, mais son exception.

VI. — Supposons que la soirée s'est passée gaiement,
et que votre lever a été matinal, il n'y aura aucune dif-
ficulté à ce que vous alliez également vous coucher de
bonne heure ; et surtout abstenez-vous d'un souper
quelconque. Il est vrai que l'activité de l'esprit, la nuit,
se manifestera quelquefois désagréablement par l'insomnie, à moins que ses préoccupations ne soient détour-

(a) Cette critique peut, en grande partie, s'appliquer à notre société ac-
tuelle en France. — Entre autres choses, le fumoir de ces Messieurs ne
les fait-il pas déserter un peu le salon ?

nées par un léger exercice de ma part. A ceux qui seraient incommodés de la sorte, il est bon d'avoir en réserve un biscuit auprès du lit. — Si, avant d'y entrer, vous avez le courage de boire un grand verre d'eau froide, tant mieux pour vous ; car l'eau est un excellent dissolvant, et son usage modéré, à l'intérieur ou à l'extérieur, est de la plus grande valeur possible. Notez bien ceci, en finissant : si un individu se lève le matin rafraichi, avec la langue nette, une prompte aptitude à commencer le travail du jour, et, au cœur, un vif sentiment de gratitude pour le don de l'existence, soyez sûr qu'il n'y a aucune appréhension à avoir pour la santé de cet homme-là.

Et maintenant, cher lecteur, après avoir veillé à votre table pendant le jour, après vous avoir consigné, comme je l'espère, à des songes heureux où la forme des objets aimés flatte dans un vague charmant autour de vous, je vous fais ma révérence, et vous tire mon chapeau, d'une manière digne, je m'en flatte, de l'estomac d'un CHESTERFIELD.

Boulogne-sur-mer. — Imp. de Ch. Aigre, 4, rue des Vieillards,

LIBRAIRIE J.-B. BAILLIÈRE & FILS

BERGERET (L. F. E.). De l'abus des boissons alcoo-liques, dangers et inconvénients pour les individus, la famille et la société. Moyens de modérer les ravages de l'ivrognerie. Paris, 1870, in-18 jésus de VIII-380 pages. . . . . 3 fr.

DALTON. Physiologie et hygiène des écoles, des col-léges et des familles, par J. C. DALTON, professeur au collége des médecins et des chirurgiens de New-York, traduit par le docteur E. ACOSTA, Paris, 1870, 1 vol. in-18 jésus de 536 pages avec 68 fig. 4 fr.

DONNÉ (Al.). Hygiène des gens du monde. Paris, 1870, 1 vol. in-18 jésus de 540 pages . . . . 4 fr.

FEUCHTERSLEBEN. Hygiène de l'âme, par E. DE FEUCH-TERSLEBEN, professeur à la Faculté de médecine de Vienne. *Troisième édition,* précédée d'études biographiques et littéraires. Paris, 1870, 1 vol. in-18 de 260 pages. . . . . 2 fr. 50.

FONSSAGRIVES. Hygiène alimentaire des malades, des convalescents et des valétudinaires, ou du Régime envisagé comme moyen thérapeutique. *Deuxième édition,* revue et corrigée. Paris, 1867, 1 vol. in-8 de XXXII-698 pages. . . . . 9 fr.

HUFELAND. L'art de prolonger la vie, ou la macrobiotique, par C. W. HUFELAND, Nouvelle édition française, augmentée de notes par le Dr J. PELLAGOT. Paris, 1871, 1 vol. in-12 de XIV-640 pages. 4 fr.

MARVAUD. Les aliments d'épargne, alcool et boissons aro-matiques (café, thé, maté, cacao, coca), effets physiologiques, applica-tions à l'hygiène et à la thérapeutique, étude précédée de considérations sur l'alimentation et le régime, par le docteur Angel MARVAUD, médecin-major, professeur agrégé à l'École de médecine, au Val-de-Grâce. *Deuxième édition,* considérablement augmentée. Paris, 1874, 1 vol. in-8° de XVI-504 pages avec figures intercalées dans le texte. 6 fr.

PIESSE. Des odeurs, des parfums et des cosmétiques, histoire naturelle, composition chimique, préparations, recettes, indus-trie, effets physiologiques et hygiène des poudres, vinaigres, dentifrices, pommades, fards, savons, eaux aromatiques, essences, infusions, tein-tures, chocolats, violets, etc., par S. PIESSE, chimiste parfumeur à Londres, édition française publiée par O. REVEIL, professeur agrégé à l'École de pharmacie. Paris, 1865, in-18 jésus de 527 pages avec 80 fig. . . . . 7 fr.

SAINT-VINCENT. Nouvelle médecine des familles à la ville et à la campagne, à l'usage des familles, des maisons d'éducation, des écoles communales, des curés, des sœurs hospitalières, des dames de charité et de toutes les personnes bienfaisantes qui se dévouent au sou-lagement des malades : remèdes sous la main, premiers soins avant l'arrivée du médecin et du chirurgien, art de soigner les malades et les convalescents, par le docteur A. C. DE SAINT-VINCENT. *Troisième édition.* Paris, 1874, 1 vol. in-18 jésus de 420 pages avec 134 fig., cart. 3 fr. 50

Boulogne-sur-mer. — Imp. Ch. Aigre, 4, rue des Vieillards.